Verpleegkundige standaarden van zorg bij verslavingspsychiatrie

Competentieprofiel voor mbo, hbo, post-hbo en master verslavingsverpleegkunde

Verpleegkundige standaarden van zorg bij verslavingspsychiatrie

Competentieprofiel voor mbo, hbo, post-hbo en master verslavingsverpleegkunde

Chris Loth
Yvonne Slee
Hillie van de Peppel

Reed Business, Amsterdam

Omslagontwerp en illustratie in binnenwerk: Elly Hees, Utrecht
Basisontwerp binnenwerk: Mariël Lam, 's-Hertogenbosch

Reed Business bv, Postbus 152, 1000 AD Amsterdam.

ISBN 978 90 352 3412 3
NUR 897, 895

Woord vooraf

In 2006 begon onze oriëntatie op de ontwikkelingen in het buitenland over standaarden en kerncurriculum voor verslavingsverpleegkundigen. Door de ervaringen in het werkveld van de verslavingspsychiatrie en in het onderwijs waren wij het al snel eens dat er een standaard voor de Nederlandse situatie opgesteld moest worden. Vanuit Amerika werd het 'Core Curriculum of Addictions Nursing' van de International Nurses Society on Addictions (IntNSA) bestudeerd, contacten werden gelegd met de ANSA (Association of Nurses in Substance Abuse) en hun core-curriculumdocument werd bestudeerd: 'Substance Use Guidance on Good Clinical Practice for Special Nurses working with Alcohol and Drug Users' (ANSA 1997). En ook de standaard van zorg van onze Australische collega's werd bestudeerd. De Drug and Alcohol Nurses of Australia Inc (DANA) schreef de 'Drug and Alcohol Nurses of Australasia Specialist Nursing Standards and Competencies' (DANA 2012). Sinds 2009 en in overleg met diverse verpleegkundigen hebben wij gewerkt aan de bewerking voor de situatie in de Nederlandse GGZ en verslavingszorg. Wij spreken over standaarden in de verslavingsverpleegkunde, omdat wij de focus willen leggen op de psychiatrische patiënt met problematiek op het gebied van verslaving. De verslavingszorg is in dynamische ontwikkeling samen met de reguliere GGZ. Het streven is om de gecombineerde problematiek in het beroep te integreren.

De ontwikkelingen vragen om een gezamenlijk referentiekader voor de toekomst. Wij willen voor de toekomst duidelijkheid scheppen voor de verslaafde patiënt en zijn hulpverlener. Wij willen met de standaarden een start maken door algemeen geaccepteerde kwalificaties voor de beroepspraktijk aan te leveren die overal in de GGZ en in de verslavingszorg gebruikt kunnen worden.
In het onderwijs aan verpleegkundigen en verpleegkundig specialisten die binnen het werkveld van de GGZ werkzaam zijn, is het focussen op het maatschappelijk functioneren binnen de biopsychosociale aspecten van de ziekte gebaat bij een blikveld gericht op de dubbele problematiek.

Verslaving en psychiatrie, zo hebben wij geleerd in deze zoektocht, kunnen niet zonder een zo gezond mogelijk functionerende patiënt en zijn systeem. Deskundigheid op dit gebied wordt vanuit de beroepsgroep door middel van standaarden van zorg als uitgangspunt geboden in de dagelijkse praktijk. Voor de praktijk van de professionals nu en in de toekomst en niet in het minst voor een excellente patiëntenzorg hebben wij dit binnen ons dagelijks werk opgepakt om op basis van expliciete standaarden eisen te kunnen stellen. Dat zij een basis mogen zijn voor een brede discussie.

De op de voorkant geplaatste papaver symboliseert de deskundigheid van de verslavingsverpleegkundige. Het zaad van de papaver verspreidt zich razendsnel. Wij willen dat met onze kennis en kunde ook tot stand brengen, over de grenzen van ons land heen, over de muren van de GGZ-instellingen en instellingen voor verslavingszorg. Wij willen hierin leren van onze patiënten, zij zijn onze experts.

De papaver is echter ook symbool van een verslavingsprobleem. De bloem is prachtig, maar staat eveneens symbool voor het verkeerde gebruik van de plant. In maart 2012 is binnen de V&VN afdeling GGZ Verpleegkunde het Genootschap Verslavingsverpleegkunde opgericht. Dit genootschap wil zich de komende jaren richten op het verspreiden van de verslavingsverpleegkundige kennis en kunde. Het Genootschap is als beroepsvereniging gesprekspartner voor verslavingsverpleegkundige aangelegenheden.

Februari 2012

Chris Loth
Yvonne Slee
Hillie van de Peppel

Inhoud

Voorwoord

Volgens de Wet BIG zijn de wettelijke taken van de verpleegkundige de volgende:

- professionele observatie;
- het verplegen van de gevolgen van een gezondheidsprobleem;
- behandelen;
- uitvoeren van multidisciplinaire afspraken.

Met deze specifieke taken onderscheiden verpleegkundigen zich van andere professionals. In de Wet BIG kennen we een registratie van zorgprofessionals op twee niveaus. Artikel 3 voor de basisverpleegkundigen en artikel 14 voor de verpleegkundig specialist en in het bijzonder de verpleegkundig specialist GGZ. Beide niveaus vallen onder het tuchtrecht en vallen sinds januari 2009 onder de wettelijke verplichtingen van de herregistratie, die in 2014 voor alle verpleegkundigen verplicht gestart moet zijn. Er zal een kwaliteitsregister voor GGZ-verpleegkundigen worden geopend en daarin moeten ook de verslavingsverpleegkundigen en verpleegkundig specialisten opgenomen worden. Daarvoor is een standaard verslavingsverpleegkunde ontworpen.

De beroepsgroepen in de geestelijke gezondheidszorg werken op het gebied van opleiden samen in het zogenoemde CONO-verband. De erkende beroepsgroepen in de GGZ zijn: psychiaters, psychologen, psychotherapeuten, verpleegkundigen, agogen en vaktherapeuten. CONO staat voor Coördinerend Orgaan Nascholing en Opleidingen.

De standaard voor verslavingsverpleegkundige zorg is op initiatief van de verpleegkundige beroepsgroep, V&VN/afdeling GGZ Verpleegkunde, tot stand gekomen. Leden van de beroepsvereniging hebben vanuit het COOV (Centraal Orgaan Opleidingen Verpleegkundigen in de GGZ) met behulp van het werkveld en opleidingsinstituten de standaard inhoud gegeven. Het COOV is een onderafdeling van het CONO waarin GGZ-agogen, gezondheidszorg- en klinisch psychologen, psychiaters, psychotherapeuten, GZ-vaktherapeuten en GGZ-verpleegkundigen zich hebben verenigd om gezamenlijk beleid te vormen rondom vervolgopleidingen. Binnen het CONO worden door de diverse beroepsgroepen taakprofielen ontwikkeld en op elkaar afgestemd. Het taakprofiel voor de verslavingsverpleegkundige en voor de verslavings-/verpleegkundig specialist GGZ worden in dit document verder uitgewerkt. Er zullen overeenkomsten met die van de agogen (verslavingsverpleegkundige) en psychologen (verpleegkundig specialist) zijn, maar in beide profielen staat het specifieke verpleegkundige centraal en daarin onderscheiden de profielen zich van die van de agoog en psycholoog.

De standaard is gebouwd op een aantal theoretische standpunten dat door de diverse organisaties is geformuleerd in de afgelopen jaren: V&VN, COOV/CONO en CBOG (College voor de Beroepen en Opleidingen in de Gezondheidszorg). De uitgangspunten zijn:

1 vijf uitstroomvarianten (taakprofielen) van de GGZ-verpleegkundige vervolgopleidingen: kind/jeugd, volwassenen, ouderen, forensische patient en de verslaafde patient (kwaliteitsregister GGZ Verpleegkunde);
2 domeinen van AGZ en GGZ: preventie, acute zorg, intensieve zorg en chronische zorg (CBOG);
3 zeven competentiegebieden: (medisch) verpleegkundig handelen, communicatie, samenwerking, kennis en wetenschap, maatschappelijk handelen, organisatie en professionaliteit (CanMeds 2000);
4 duale leertrajecten (V&VN en CBOG): theorieleren en praktijkleren gecombineerd.

Deze standaard is tot stand gekomen met behulp van diverse instanties[1]:

- V&VN/afdeling GGZ Verpleegkunde;
- COOV;
- Stichting GGZ-VS;
- Bouman GGZ
- Tactus Verslavingszorg.

Februari 2012

Deventer
dr. C.A. Loth
Directeur van LOTH Verpleegkunde en vanuit dit bureau werkzaam als opleider en onderzoeker bij Tactus Verslavingszorg. Daarnaast als verpleegkundig specialist GGZ i.o. werkzaam als hoofdbehandelaar bij IrisZorg

Rotterdam
Y. Slee, verpleegkundig specialist GGZ, MHD
Hoofd Opleidingen Bouman GGZ

Arnhem
Hillie van de Peppel, MN
Behandelcoördinator bij IrisZorg

---

[1] Een aantal verpleegkundige experts uit de praktijk heeft de standaarden kritisch gelezen en van commentaar voorzien. Wij danken Jeanet van Essen, Arina van Mierlo, Marc van Ophemert en Sharon Visser, allen verpleegkundig specialist.

1 Verslavingszorg in Nederland

1.1 Misbruik, afhankelijkheid en verslaving

Verslaving is een chronische ziekte die via een aantal stadia verloopt: gevaarlijk gebruik, daarna volgt misbruik en afhankelijkheid eindigend in een verslaving. Vaststaat dat er geen geleidelijke overgang is tussen de verschillende stadia, maar dat ergens in dat proces een onomkeerbare verandering optreedt. Het toekennen van het belang van prikkels is verstoord, het geheugen is vooral gericht op het gebruik van het middel. Er treedt snel hunkering op en er is een verminderde mogelijkheid om gedrag te onderdrukken dat leidt tot gebruik (De Jong 2006; Franken & Van den Brink 2009; Rutten, Loth & Hulshoff 2009). Verslaving heeft niet alleen lichamelijke, psychische en sociale oorzaken, maar ook problemen op deze drie gebieden. Als een verslaving een aantal jaren voortduurt, geeft dit niet alleen verlies van autonomie vanwege het langzaam verliezen van de grip op met name het sociale leven, maar ook autonomieverlies vanwege de stoornis zelf. Waarbij controleverlies en een stoornis in de executieve functies samengaat met een stoornis in het beloningssysteem zodat terugval in gebruik van middelen en/of gedrag sneller veroorzaakt wordt dan verwacht (IntNSA 2006; Kerssemakers, Van Meerten, Noorlander & Vervaeke 2008; Rutten e.a. 2009). Mensen die te kampen hebben met verslavingsproblemen raken de grip op het leven snel kwijt door beide processen die elkaar negatief beïnvloeden. Daarnaast zien we dat middelengebruik, waarbij (nog) geen sprake is van verslaving, ernstige gezondheidsrisico's met zich meebrengt (website Bouman GGZ: www.boumanggz.nl).

1.2 Aard en omvang verslavingsproblematiek

Het gebruik van geestverruimende en/of verdovende middelen is een al heel lang bestaand fenomeen. Inmiddels kennen we in onze maatschappij verschillende middelen die al naar gelang hun bekendheid bij verschillende bevolkingsgroepen worden gebruikt. Deze middelen kunnen echter door het te lange of te vele gebruik leiden tot afhankelijkheid. Dat geldt ook voor diverse gedragingen zoals eetverslaving,

koopverslaving, gokverslaving en/of internet- of gameverslaving. Het zijn middelen (al dan niet chemisch van aard) of gedragingen die een belonend karakter hebben en een goed of aangenaam gevoel geven. Maar ook waar je als mens voortdurend aan moet denken, die craving veroorzaken. Of middelen of gedragingen die, eenmaal gebruikt en aangeleerd, een gevoel geven dat je er niet vanaf kunt blijven. De optredende tolerantie, de onthouding en de craving leiden tot controleverlies en uiteindelijk tot afhankelijkheid.
In 2010 hebben in Nederland 1,2 miljoen mensen ernstige afhankelijkheidsproblemen met alcohol, waaronder een groot aantal jeugdigen. Ons land kent 1,8 miljoen dagelijkse gebruikers van allerlei benzodiazepinen, waarvan 22% van de mensen deze stoffen al langer dan drie maanden gebruiken. Tussen de 30.000 en 70.000 mensen hebben een pathologisch gokgedrag, waaronder 40.000 met een gokverslaving. Daarnaast kennen we 70.000 riskante spelers. Sinds een aantal jaar is het aantal heroïneverslaafden stabiel: 32.000, waarvan 12.500 goed bekend zijn via de methadonverstrekking. Verslaafden aan cocaïne kennen we ook, geschat zo'n 20.000 en daarnaast kennen we 85.000 cannabisgebruikers, waarvan 35.000 met ernstige problemen.

Recent wordt alsmaar duidelijker dat er steeds meer jongeren in de hulpverlening belanden met een GHB-verslaving, waarvan nu bekend is dat de afbouw van dit middel onder gecontroleerde omstandigheden moet plaatsvinden omdat er anders ernstige problemen kunnen ontstaan. Het aantal jongeren dat met een alcoholvergiftiging, met een alcoholcoma, in het weekeinde op de eerstehulpafdeling van algemene ziekenhuizen wordt opgenomen, groeit gestaag (Kerssemakers e.a. 2008; Franken & Van den Brink 2009; Van der Lely, de Visser & Ligterink 2011).
Volgens de multidisciplinaire richtlijn tabaksverslaving is het aantal nicotinegebruikers in de GGZ en verslavingszorg hoog, GGZ- en verslaafde patiënten roken fors meer (twee keer zoveel) dan de gewone bevolking; met name bij psychotische klachten, stemmingsstoornissen en bij alcohol- en drugsproblematiek. Nicotine is de meestgebruikte psychoactieve stof door GGZ-patiënten. Nicotineverslaving gaat vaak samen met andere verslavingen (CBO 2011).
Al deze middelen en gedragingen veroorzaken op de lange duur ernstige gezondheidsproblemen, of door de aard van het middel en/of door de manier van gebruik en daarna ook door de steeds slechter wordende leefcondities die daaruit voortkomen. Daarnaast is in het kader van de beschikbaarheid van een middel en het al dan niet illegaal zijn van een middel ook de optredende criminaliteit een bron van ergernis. En men weet inmiddels uit wetenschappelijk onderzoek ook dat langdurig gebruik voor erfelijk overdraagbare kwetsbaarheid zorgt.

1.2.1 Verslaving

Het diagnosticeren van de ernst van de problematiek wordt gestuurd door twee classificatiesystemen, de ICD-10, uitgegeven door de World Health Organisation (WHO) waarin de diagnostische criteria van alle ziekten beschreven worden (International Classification System of Diseases) en de DSM-IV.

Definiëring

De ICD-10 spreekt over *schadelijk gebruik:* gebruik van middelen dat leidt tot lichamelijke en geestelijke schade. De DSM-IV sluit daarbij aan door *misbruik* te definiëren als: gebruik dat heeft geleid tot psychologische of maatschappelijke problemen. En door *afhankelijkheid* te definiëren als: ongecontroleerd gebruik van middelen ten gevolge van hunkering en/of onthoudingsverschijnselen, dat heeft geleid tot lichamelijke, psychische en/of sociale problemen.

In de verslavingszorg wordt echter nog een derde definiëring gebruikt: *verslaving*, dat is afhankelijkheid met geautomatiseerd gebruik van middelen dat niet gemakkelijk gestopt kan worden en waarvoor professionele hulp moet worden ingeroepen of al is ingeroepen. Verslaving als classificatie is niet terug te vinden in de ICD en DSM-IV.

Verpleegkundigen komen overal in de gezondheidszorg patiënten met verslavingsproblemen tegen. Soms onder hele andere omstandigheden waarbij de verslaving een verborgen leven leidt. Verslaafde patiënten veroorzaken voor zichzelf en voor anderen uiteindelijk overlast. Door hun manier van leven, door alle problemen die daaruit voortkomen en niet in de laatste plaats door het verslavingsgedrag dat altijd gepaard gaat met langdurig gebruik van middelen.
De behandeling van verslaafde patiënten is niet altijd even makkelijk. Dat komt door het verslavingsgedrag van de patiënt en door de sociaalmedische problematiek. Veelal wordt het gedrag beïnvloed door een psychiatrisch toestandsbeeld. Verslaving is een recidiverend ziektebeeld. Herstel en terugval met vaak een steeds verder achteruitgaand beeld van de patiënt is meer gewoon dan een uitzondering. De verslaafde patiënt wil graag autonoom zijn en zo gezien worden, terwijl de levensstijl juist het tegenovergestelde laat zien voor de buitenwereld. Autonomie en de beperkingen in de gezondheidstoestand op zowel psychiatrisch, somatisch als maatschappelijk gebied beïnvloeden het proces van autonomie. De patiënt zelf heeft niet altijd het doel om te stoppen met het verslavende gedrag en de omgeving wil dat juist wel. De patiënt wil doorgaan met gebruik en juist geen last hebben van de vervelende gevolgen. Dan start een ingewikkeld patroon van wel willen gebruiken en toch hulp willen hebben. En als dan ook vanwege het illegale karakter een aantal criminele gebeurtenissen het gevolg is van zijn leefwijze, start een forensische carrière die moeilijk te stoppen is. Dit alles stelt hoge eisen aan de hulpverleners die zich in de verslavingszorg willen bekwamen. Maatschappelijk gezien is verslaving een groot probleem dat veel geld kost, veel inspanning van hulpverleners vergt en veel energie van de verslaafde zelf en zijn/haar netwerk vraagt.

1.3 De standaard van zorg bij dubbelediagnosepatiënten

De verpleegkundigenberoepsvereniging V&VN heeft sinds een aantal jaren een afdeling GGZ Verpleegkunde. Dit is een samenwerking van een aantal afdelingen van beroepsverenigingen die alle een bepaalde groep GGZ-verpleegkundigen vertegenwoordigen. De vakcommissie heeft deze belangen gecentraliseerd.
In de standaard voor verslavingsverpleegkunde worden zeven competentiedomeinen nader uitgewerkt voor de verslavingsverpleegkundige en voor de verpleegkundig specialist in de verslavingszorg. Ook in nauwe samenwerking met de Raad van Bekwaamheidsontwikkeling zijn de competenties voor de verpleegkunde op de genoemde twee niveaus, specifiek voor de verslavingszorg ontwikkeld.
Het doel van deze standaarden is het waarborgen van een goede kwaliteit van de professionele verpleegkundige, die in de verslavingszorg werkt en daar patiënten zorg verleent die kampen met verslavingsproblemen van allerlei aard. Veel te lang hebben verslavingsproblemen en daarmee ook de professionals die kozen voor de patiënten die deze problemen ervaren, binnen opleidingsinstituten en instellingen voor gezondheidszorg onvoldoende aandacht gehad. Het waarborgen van een goede standaard van zorg begint bij het vaststellen van de kwaliteit van de hulpverlener die deze zorg moet gaan verlenen. Vanuit de verpleegkundige beroepsgroep van de GGZ-afdeling V&VN is hiertoe het initiatief genomen.
De leden van het COOV en van de afdeling GGZ Verpleegkunde, Genootschap Verslavingsverpleegkunde stellen vast dat beide expertniveaus met bijbehorende opleidingsroutes erkend moeten worden, zodat de standaard van zorg de toets vormt voor de vervolgopleidingen. Accreditatie van de scholing en civiel effect voor de verpleegkundigen na hun initiële opleiding vormen gezamenlijk een borg voor een standaard van de patiëntenzorg. Binnen de ontwikkelingen die op dit gebied gaande zijn kan daarmee ook de verpleegkundige zorg en behandeling voor deze groep psychiatrische patiënten geborgd blijven.
De standaard is opgebouwd volgens de vier niveaus van verpleegkundige expertise: basisniveau (mbo en hbo), volleerd niveau en het niveau van de verpleegkundig specialist[2]. Nadat het basisniveau is beschreven, zullen de volleerde verpleegkundige en de verpleegkundig specialist in de verslavingszorg aan de hand van hun verschillende competenties worden beschreven. Bij elk niveau zal een klein aantal gevalsbeschrijvingen worden weergeven, waarbij kort en krachtig uitgelegd wordt waarom de problematiek bij het beschreven niveau hoort. De verschillende profielen worden afgesloten met een beschrijving van de belangrijkste elementen van de opleiding die erbij hoort.

---

[2] Begin 2012 werden de drie nieuwe beroepsprofielen voor de verzorgenden en verpleegkundigen gepresenteerd door V&VN. Het nieuwe beroepenhuis gaat twee verpleegkundigen bevatten: de hbo-opgeleide en de masterniveau opgeleide verpleegkundige. Daarnaast komen er twee professionals op het terrein van de verzorging: de verzorgende en de helpende. Deze ontwikkeling is niet meer meegenomen in deze tekst.

1.4 Internationale en Europese ontwikkelingen

Vanaf 1976 hebben in Amerika de verschillende beroepsverenigingen van verpleegkundigen de eerste aanzet gegeven tot het beïnvloeden van het niveau van de verslavingsberoepspraktijk. In 1989 heeft dat geleid tot een publicatie van de standaard voor de verslavingsverpleegkundige beroepspraktijk op twee niveaus: 'practice standards' en 'advance nursing standards'. In Nederland te vergelijken met de huidige ontwikkeling van 'volleerde' verpleegkundige (postbachelorniveau) en verpleegkundig specialist (masterniveau). In dit geval al gericht op het taakprofiel voor de verslavingszorg (Clancy, Oyefeso & Ghodse 2006).
Begrippen als comorbiditeit, motiverende gespreksvoering en dubbele diagnose staan in de jaren tachtig van de vorige eeuw al in de standaard voor verslavingsverpleegkundigen genoemd.
Naast de vaststelling van deze standaard waaraan het werken in de beroepspraktijk moest voldoen, is deze in Amerika richtinggevend voor het onderwijs. De beroepsvereniging geeft voor een belangrijk deel richting aan het beroepsvoorbereidend onderwijs. Het heeft destijds geleid tot het oprichten van de International Nurses Society on Addictions (IntNSA) in Amerika, de Association of Nurses in Substance Abuse (ANSA) in Engeland en de Drug and Alcohol Nurses of Autralasia (DANA) in Australië en Nieuw-Zeeland. Daarnaast leidde het tot de publicatie van diverse boeken over verslavingsverpleegkunde (Rassool & Gafoor 1997; Rassool 2006; Naegle & D'Avanzo 2001).

De opleiding tot verpleegkundigen in de verslavingszorg is sterk gericht op de deskundigheid, maar daarnaast op het politiek bewustzijn van de professionals in relatie tot het onderwerp. Verpleegkundigen moeten in staat zijn om positie in te nemen ten aanzien van het thema verslaving in de samenleving. Zij hebben bijvoorbeeld een rol van betekenis in het signaleren en voorkomen van verslaving in gezinnen. In de jaren negentig van de vorige eeuw is in Engeland de ontwikkeling tot de specialisatie van de verpleegkunde voor de verslavingszorg op gang gekomen.

In Nederland is het onderwerp verpleegkundige zorg voor verslaafden te divers verspreid over de AGZ-verpleegkundigen en GGZ-verpleegkundigen. Circa 30% van de instromers verlaat de verslavingshulpverlening na ruim 1 jaar (Rodenburg, Vogelzang, Rijkse, De Hoog & Boon 2006), omdat ze niet afdoende waren opgeleid voor deze specialistische hulpverleningstaak. Uit onderzoek van het Instituut Verslavingsonderzoek te Rotterdam in 2006 blijkt dat er nauwelijks nieuwe en (gebleken) effectieve behandelmethoden aan bod komen en dat het onderwijs onvoldoende aansluit bij de dagelijkse praktijk van de verslavingshulpverlening, waarvan de complexiteit steeds meer toeneemt. Bijvoorbeeld patiënten met interne klachten ten gevolge van het overmatig gebruik van alcohol zijn niet in zorg bij een gespecialiseerd verpleegkundige en de verpleegkundige benadering is niet gebaseerd op een samenhang van de gezondheidsklachten op psychisch, somatisch en sociaal gebied.

Vanaf 2001 wordt er in de Raad van Bekwaamheidsontwikkeling wel samengewerkt om tot een juiste beïnvloeding van het onderwijs van de verschillende beroepsgroepen te komen.
De verpleegkundigen en verpleegkundig specialisten GGZ hebben geen vastgesteld profiel voor de verslavingszorg. De Standards Addiction Nursing zijn vertaald en aangepast aan de Nederlandse situatie, specifiek naar de Nederlandse maatstaven in het verpleegkundig beroeps- en opleidingscontinuüm.

2 Verslavingsverpleegkundige expertise

Verslaving op zich is geen verpleegkundige diagnose. De gezondheidsproblemen die vanwege een verslaving ontstaan en de hierop voortgezette behandeling zijn echter wel belangrijke aandachtsgebieden van een verpleegkundige. Het belang van de verpleegkundige zorg aan verslaafde mensen overal in de gezondheidszorg is gericht op:

- vroegsignalering, toepassen van primaire preventie en doorverwijzing van verslavingsproblematiek;
- het leggen van contacten met verslaafden en dit uitbouwen tot begeleidingscontacten;
- het geven van voorlichting over de gevolgen van verslaving en verslavingsgedrag aan patiënten en hun familie;
- het vanuit een multidisciplinaire samenwerking uitvoeren van verpleegkundige zorg en begeleiding aan de verslaafde patiënt en zijn/haar netwerk.

In de Nederlandse verslavingszorg werken verpleegkundigen in velerlei functies. De afgelopen tien jaren zijn vele nieuwe interventies geïmplementeerd en geëvalueerd op hun effect. Een mooi voorbeeld daarvan is de verstrekking van medische heroïne (Van de Brink e.a. 2003; CCBH 2003).Verpleegkundigen werken in klinische voorzieningen als bijvoorbeeld sociotherapeut, of als verpleegkundige in de crisisopvang of kortdurende opvang van 3 keer 24 uur. Maar ook in ambulante voorzieningen als preventiemedewerker, groepsbegeleider poliklinische begeleiding, als verpleegkundig casemanager, bemoeizorger, verpleegkundige op een medische zorgunit of verpleegkundige bij een vorm van gebruikersruimte. Juist in de verslavingszorg kan de verpleegkundige en in het bijzonder de verpleegkundig specialist in de rol van hoofdbehandelaar gekwalificeerde zorg aanbieden, waarbij de diagnosestelling en indicering voor behandeling door de verpleegkundige uitgevoerd kan worden. Kortom, verpleegkundigen werken zowel in kortdurende behandelingen en zorg als de langerdurende behandelingen in de verslavingszorg/GGZ.

Behandeling van het verslavingsprobleem vindt overal in ons land via het biopsychosociale behandelingsmodel plaats. Volgens De Jong (2006) betekent dat:

- symptomatisch herstel en vermindering van de symptomatische stress, remedicatie: door het voorschrijven van de juiste medicijnen en het behandelen van de bijkomende somatische en psychiatrische problemen;
- verbetering van het functioneren op diverse levensgebieden, rehabilitatie en herstel: door in de begeleiding uit te gaan van dat wat de patiënt wil en aankan en van daaruit te motiveren tot verandering;
- verbetering van het subjectieve welbevinden, remoralisatie: door het bieden van hoop;
- vergroting van de eigen verantwoordelijkheid van de patiënt, recovery: door toe te werken naar acceptatie van de beperkingen en anderzijds de mogelijkheden te vergroten van de patiënt zelf (herstel van het leven).

Of zoals de laatste jaren wordt geleerd; er zijn vier centrale thema's in de behandeling:

- het in kaart brengen van de functies van het gebruik van de diverse middelen/ gebruiken;
- het met de patiënt ontwikkelen van alternatieven voor het gebruik;
- het ontwikkelen en opstarten van een terugvalpreventie;
- maatschappelijk herstel.

Veel wetenschappelijk onderzoek laat ons zien dat er diverse evidence-based interventies zijn ontwikkeld die de drie speerpunten krachtig ondersteunen (zie hiervoor de producten vanuit het programma Resultaten Scoren van GGZNederland en ZonMw, het programma verslaving). Toch lukt het herstel niet zo snel, de terugval in gebruik en het langzaam afzakken naar een slechter functioneringsniveau komt maar al te vaak voor.

Een behandeling staat of valt naar onze mening met twee belangrijke voorwaarden. De eerste is de motivatie van de patient en zijn omgeving. Voor het verhogen en het in stand houden van een motivatie zijn inmiddels diverse interventies met succes ontwikkeld: motiverende gespreksvoering (Rollnick & Miller 1995; Miller & Rollnick 2005), CRA (Meyers & Miller 2001; Roozen 2006) en de voucherbehandeling (contingencymanagement: DeFuentes & De Jong 2004).

De tweede belangrijke voorwaarde voor het herstel van een verslaving is het vermogen van de patient en zijn omgeving om te veranderen. En juist dat vermogen geeft veel problemen. Het is verminderd door diverse psychiatrische problematiek zoals angststoornissen, depressies en chronische schizofrenie. Maar ook door persoonlijkheidsstoornissen zoals de antisociale persoonlijkheid en de borderliner persoonlijkheidsproblematiek wordt het vermogen aangetast. En wat te denken van patiënten met aangeboren cognitieve beperkingen zoals licht verstandelijk gehandicapten (LVG) of de verworven beperkingen door de manieren van gebruik en het leven eromheen. Al deze bijkomende problematiek tast het vermogen te veranderen zodanig aan dat de patient bijna niet kan veranderen ook al zou deze het willen.

De eerste invalshoek van de behandeling en begeleiding van verslavingsproblemen is het bereiken van een stabiele biologische basis, zodat de stemming en cognitie van slecht en onrustig functioneren stabiliseert richting normaal en rustig. Dit biedt veel verpleegkundige invalshoeken zoals een goede gegevensverzameling van psychiatrische en somatische problemen, diagnostiek en vervolgens een adequate medicatieverstrekking en monitoring van de effecten hiervan. Vervolgens is een gedegen psychosociale aanpak van de verslavingsproblemen belangrijk, waarin via een langzaam op te bouwen persoonlijke relatie directe of indirecte hulp in samenhang geboden wordt op allerlei aspecten van het sociale levensgebied zoals schuldensanering, oppakken van opleidingen, leefstijltrainingen en psycho-educatie. Op dit terrein werken de verpleegkundigen samen met andere professionals. Pas dan is tijd en ruimte om aan het moreel existentiële deel te gaan werken, waarbij professionals in multidisciplinaire samenwerking samen met patiënten en hun netwerk stilstaan bij verloren gegane en weer op te bouwen bestaans- en levenswaarden, zodat gewerkt kan gaan worden aan heelwording en het krijgen of terugwinnen van een bestemming in het leven (Sitvast 2006; Seligman, Steen, Park & Peterson 2005; Roemer 2007).
Binnen deze gebieden heeft de verpleegkundige als specifieke extra taak het ondersteunen van het netwerk van patiënten vanuit een contextuele benadering. Daarmee wordt bedoeld het inschatten van de situatie thuis (zwakke kanten en sterke kanten), het informeren van het netwerk over middelen en hun werking, het inlichten van familie en naasten/partners over de toestand van de patiënt en bijvoorbeeld informatie geven hoe het netwerk de patiënt blijvend kan motiveren. Tijdens de zorgverlening is het belangrijk dat verpleegkundigen rekening houden met de genetische kwetsbaarheid op verslavingsproblemen binnen families, met vroege trauma's als kind en met de huidige en vroegere persoonlijkheidsontwikkeling van een verslaafde patiënt. En als patiënten op een wachtlijst staan voor een behandelingsvorm is het de verpleegkundige die actieve zorg 'voor de voordeur' kan geven en zo de patiënt en zijn toestand kan monitoren, hem of haar kan motiveren om het vol te houden en ook het netwerk van de patiënt kan ondersteunen.

Goede zorg bij verslavingsproblematiek staat of valt met de professionele attitude van de verpleegkundige. Vakbekwaam managen van verslavingsproblematiek houdt in dat de patiënt wordt aangesproken op het gezonde deel, op zijn krachten. De patiënt serieus nemen betekent dat de hulpverlener de ander actief moet benaderen en aan moet spreken op:

- gedrag en uitingen die stoornisgerelateerd zijn;
- gedrag dat gerelateerd is aan het gebruik van middelen en aan verslavingsgedrag.

De dynamiek zal niet direct vanuit de patiënt komen en moet dus via de hulpverlener geactiveerd worden met een niet-veroordelende benadering die bestaat uit:

- grenzen stellen; duidelijk aangeven wat niet kan en welke grenzen er zijn en wat er staat te gebeuren als de patiënt deze overschrijdt;
- acceptatie van de ander; met oprechte belangstelling informeren hoe de situatie er voor de ander uitziet;

- complimenten geven; reacties teruggeven als de ander iets voor elkaar heeft weten te krijgen;
- motiveren; de ander directief benaderen.

Een belangrijk ander onderdeel van professioneel handelen bij verslavingsproblematiek is het handelen vanuit een multidisciplinair kader, zodat de verantwoordelijkheid van de behandelaar of hulpverlener versus de eigen keuzes van de patiënt gewogen worden. De hulpverlening moet zo georganiseerd zijn dat iedere discipline vanuit eigen beroepsstandaarden vanuit een gezamenlijk plan van aanpak handelt. Een goede professional heeft een actief oor en oog voor zo veel mogelijk eigen ruimte voor eigen keuzes en voor de waardigheid van de patient. De identiteit van de verslaafde patiënt versterkend, zodat de kwetsbaarheid vermindert door met een plan van aanpak te komen om zo te leren leven met mogelijkheden en beperkingen als gevolg van het verslavingsprobleem. Kwetsbaarheid van de individuele verslaafde patient vermindert door serieuze aandacht te besteden aan het netwerk, ook zij zijn deel van de behandeling (Meyers & Miller 2001; Roozen 2006). Niet alleen de verslaving moet aangepakt worden, het netwerk/gezin moet centraal staan. Zij moeten ook mee kunnen denken in de behandeling. De hulpverlener geeft daarin dan aan waar zij terecht kunnen voor hulp en het belangrijkste daarbij is dat wij als hulpverleners deze hulp actief moeten aanbieden. Bij mensen die al lang verslaafd zijn, is het belangrijk dat de hulpverlener zich realiseert dat eenzaamheid een groot probleem is. Naast cognitieve problemen moet de hulpverlener rekening houden met netwerken van patiënten die kapot zijn of alleen maar bestaan uit gebruikers. Dat beïnvloedt de route naar zingeving/herstel behoorlijk. Maar dit mag nooit een reden zijn om hier geen of onvoldoende aandacht aan te besteden. Een extra dimensie aan de professionele attitude toevoegend, zeggen wij dus dat men contextueel moet kunnen werken.

Bij iedere patiënt moet er weer een ander evenwicht gezocht worden tussen deze belangrijke componenten. Samen met het toepassen van evidence-based interventies zoals het kunnen toepassen van een CRA-behandeling en contingencymanagement (voucherbehandeling) geeft dit een attitude die het beste werkt en een relatie tot stand kan brengen waar de patiënt wel bij vaart. De kracht van het werken met protocollen en modellen zit hem juist in het per patiënt op de juiste wijze ordenen van de actuele situatie, de diagnose, de lange- en de kortetermijndoelen om van daaruit de juiste keuze te maken uit protocollen, richtlijnen en instellingsafspraken waarbij de rehabilitatie en het herstel van de patiënt en zijn netwerk als leidraad dient. Met het maken van de juiste combi's en het toepassen van de verschillende mogelijkheden hierin begint goed hulpverlenerschap. Kortom, het werken aan herstel en empowerment staat centraal in de attitude en in de benadering van de verslaafde patiënt. Het methodisch werken vanuit een verpleegkundig behandelplan is hierin leidend voor de professie.

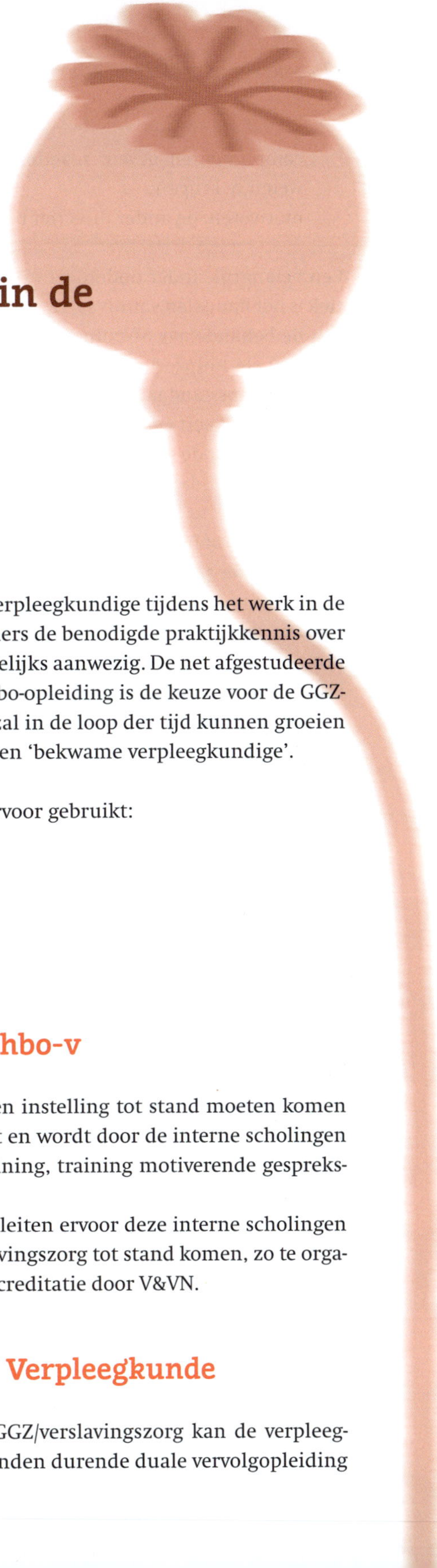

3 Leren en werken in de verslavingszorg

Als beginnend beroepsbeoefenaar verkeert de verpleegkundige tijdens het werk in de dagelijkse praktijk in een lerende situatie, immers de benodigde praktijkkennis over verslavingen en de aanpak daarvan is nog nauwelijks aanwezig. De net afgestudeerde verpleegkundige (de meest ideale route in de hbo-opleiding is de keuze voor de GGZ-differentiatie en een minor verslavingskunde) zal in de loop der tijd kunnen groeien van 'beginner' via 'gevorderde beginner' naar een 'bekwame verpleegkundige'.

Dit op basis van de stadia die Benner (2006) hiervoor gebruikt:

- de beginner;
- de gevorderde beginner;
- de bekwame verpleegkundige;
- de volleerde verpleegkundige;
- de verpleegkundig expert.

3.1 Leerroute bachelor: roc/hbo-v

Het leerproces zal in eerste instantie in de eigen instelling tot stand moeten komen op basis van een individueel gepland leertraject en wordt door de interne scholingen gestuurd. Voorbeelden hiervan zijn agressietraining, training motiverende gespreksvoering, scholing psychiatrie en verslaving.
Het COOV en de afdeling GGZ Verpleegkunde pleiten ervoor deze interne scholingen die nu via de diverse leernetwerken in de verslavingszorg tot stand komen, zo te organiseren dat deze in aanmerking komen voor accreditatie door V&VN.

3.2 Leerroute post-hbo GGZ Verpleegkunde

Na ten minste twee jaar werkervaring in de GGZ/verslavingszorg kan de verpleegkundige met behulp van een minimaal 14 maanden durende duale vervolgopleiding

GGZ Verpleegkunde doorgroeien naar het niveau van 'volleerde verslavingsverpleegkundige'.

3.3 Leerroute master: verpleegkundig specialist in de verslavingszorg

Er zijn twee instroomroutes mogelijk, via de hbo en via de post-hbo-competenties. Het meest ideale zou de laatste route zijn. Echter, via een EVC-procedure en op basis van een assessment naar aanwezige competenties is een andere route altijd mogelijk.

Tabel 3.1

Niveau verpleegkundige	Opleiding	Taken/rollen
Beginner en gevorderde beginner: niveau 4/5	Hbo-v voltijd of deeltijd Roc met duaal leertraject	• methadonverstrekking • heroïneverstrekking • sociotherapie • begeleiding van langdurig zorgafhankelijke patiënten (LZA) • ambulante woonbegeleiding
Bekwame verpleegkundige: niveau 5	Door middel van een intern leer- en werktraject	
Volleerde verpleegkundige: niveau 5 met verdiepende kennis en kunde	Hbo-v met twee jaar werkervaring in GGZ/verslavingszorg en vervolgens gedifferentieerde opleiding voor de verslavingsverpleegkunde	In de rol van eerste verantwoordelijke hulpverlener en als casemanager verantwoordelijk voor een caseload patiënten: • bemoeizorg • triage en indicatiestelling • crisismanagement binnen en buiten kantoortijden • psycho-educatie • leefstijltrainingen/internetbehandeling • verdiepende vervolg- (verpleegkundige) diagnostiek
Verpleegkundig expert: masterniveau	Hbo-v en verpleegkundig specialist GGZ of MANP (met aantoonbaar uitstroomprofiel verslavingsverpleegkunde)	In de rol als hoofdbehandelaar[3] naast arts, psycholoog en psychiater) verantwoordelijk voor een totale behandeling: • medische/verpleegkundige zorg en behandeling • verpleegkundige/medische/psychiatrische diagnostiek • psycho-educatie • preventie en consultatie • innovaties en wetenschappelijk onderzoek

↑ Groei door ervaring

Groei door opleiding en specialisatie in doelgroep patiënt en/of specifieke fase van zorg: jeugd, volwassenen en ouderen en acute zorg, chronische zorg, preventie en intensieve zorg.

⟶

[3] Als scientist-practitioner: wetenschappelijke (evidence- en practice-based) onderbouwde verpleegkundige praktijkvoering is de leidraad voor het dagelijkse werk. Inhoud van de zorg wordt naast kwaliteitsverbetering en wetenschappelijk onderzoek toegepast.

De minimale eisen blijven een hbo-denk- en werkniveau. Dé route gaat langs de MANP-opleidingen AGZ- of GGZ-variant (tweejarig) of via de route van de GGZ-VS (driejarig). Een voorbeeld hoe de verpleegkundige werkzaam in de verslavingszorg ingezet kan worden op basis van haar groeiende expertise staat in tabel 3.1 beschreven.

3.4 Drie niveaus verpleegkundigen: hun taken en rollen

Werken in de verslavingszorg houdt ook in dat de professional in het kader van het kwaliteitsregister van V&VN zorgdraagt voor het up-to-date houden van de verslavingskennis en verslavingskunde door een bij- en nascholingstraject voor zichzelf te plannen in de verslavingszorg. Leernetwerken in de verslavingszorg die zijn georganiseerd via een afdeling opleidingen, zorgen ervoor dat de diverse scholingen van de juiste kwaliteit zijn en qua inhoud op elkaar zijn afgestemd. Verpleegkundigen zouden, om hun competenties op orde te houden, minimaal tien uren bijscholing op jaarbasis moeten kunnen volgen om voor een herregistratie in het BIG-kwaliteitsregister in aanmerking te komen. Bij- en nascholing moet minimaal de volgende onderwerpen bevatten: motiverende gespreksvoering, somatische problematiek in relatie tot verslaving, farmacologie, psychiatrie en verslaving, agressieregulering, infectiepreventie, bejegening, herstelinterventies, evidence-based verpleegkunde en geneeskunde, systeem en verslaving: diagnostiek en behandeling, samenwerkingsverbanden met AGZ en GGZ.
Voor de beginners in de verslavingszorg is het een vereiste dat zij binnen drie maanden na aanvang van de dagelijkse werkzaamheden de 'basiscursus verslavingszorg' hebben gevolgd. Daarna volgt de scholing motiverende gespreksvoering.
Studenten, niveau 4 opgeleid (roc) kunnen zo in een werkervaringstraject de competenties verwerven die evenwaardig zijn aan die van de uitstroom GGZ. Voor de hbo-student niveau 5 betekent dit dat dit traject recht geeft op de erkenning van de competenties van de differentiatie GGZ en de minor verslavingskunde.

4 Professionele standaard

In de internationale professionele standaard zijn competenties voor elk opleidingsniveau beschreven. Specifiek voor de situatie in Nederland belichten we twee aspecten in de behandeling en begeleiding van verslaafde psychiatrische patiënten.
Herstelgerichte zorg is al geruime tijd in de behandeling van psychiatrische patiënten een gebied dat breed ingezet wordt. Bij dubbelediagnoseproblematiek is dit ook voorwaarde om vanaf het eerste contact mee te nemen. Interventies in het professionele handelen zijn erop gericht de patiënt weer in zijn maatschappelijke context zo optimaal mogelijk te laten leven (Van der Sande & Neijmeijer 2011). In de standaarden wordt hier bij elk onderdeel van uitgegaan en daarom wordt dit niet als aparte competentie benoemd. Het is een voorwaarde voor elke behandeling en begeleiding om de zorg te richten op de terugkeer naar een zo normaal en optimaal mogelijke levenssituatie.
De maatschappelijke context van de behandeling is in velerlei opzichten transcultureel bepaald. In een dergelijke samenleving is een basiscompetentie vanuit deskundigheid en respect voor transculturele aspecten handelen. De professional heeft kennis, vaardigheden en een houding waarin behandeling en begeleiding gericht is op integraal benaderen van de patiënt vanuit zijn culturele achtergronden. De waarden die dit voor de patiënt en zijn systeem heeft, vormen daarmee het basishandelen van een professional.

Elke hierna beschreven standaard zal daarmee vanuit herstelgerichte en transculturele aspecten benaderd worden. Wij zien dit als basisvoorwaarden en benoemen ze niet apart. Het zijn integrale aspecten bij elke competentie.

4.1 Standaard van zorg beginniveau: niveau 4 (mbo)

Henk is een 23-jarige man die op een resocialisatieafdeling van een GGZ-instelling verblijft. Hij blowt vanaf zijn 15e jaar, 2 tot 10 joints per dag. Daarnaast gebruikt hij vanaf z'n 15e ook coke en sinds 2009 ook veel alcohol, met name periodiek drinkt hij heel veel.

>>

>> Hij is gediagnosticeerd met een As-I-probleem, schizofrenie, depressie en hij is regelmatig psychotisch. Omdat hij zich ernstig verwaarloosde, is hij met een IBS opgenomen. Hij krijgt Zyprexa (1 x 20 mg dagelijks). Zijn vader is bekend met een jarenlang alcoholprobleem, van de moeder is niet zoveel bekend.

In deze casus is het belangrijk om samen met Henk een goede doorstart te maken, een actieve begeleiding die is gericht op zinvolle dagbesteding. Met behulp van motiverende gesprekstechnieken en met psycho-educatie over middelen, middelengebruik en het effect op met name psychoses en welbevinden, is het belangrijk om stap voor stap met Henk in kaart te brengen waarom hij gebruikt en met welke effecten. Een beginnend verpleegkundige kan hierin een belangrijke rol spelen met op de achtergrond steun en hulp van een volleerde verpleegkundige.

4.1.2 Competenties verpleegkundige beginniveau 4

Binnen het beroep verpleegkundige wordt weliswaar in het BIG-register nog geen onderscheid gemaakt tussen een professional opgeleid op niveau 4 en 5 (onderwijsniveau volgens mbo- en hbo- benaming), maar binnen V&VN staat in 2012 de ontwikkeling van dit project gepland als beleidsafspraak met VWS. Een GGZ-verpleegkundige werkzaam met verslaafde psychiatrische patiënten in diverse behandelsettings is veelal opgeleid op dit niveau. Het aantal verpleegkundigen dat op dit niveau is opgeleid, ligt bij benadering op 15.000 (factsheet 2010 V&VN). Buiten het feit dat dit aantal groot is en daarmee de invloed op de kwaliteit van zorg die zij leveren, zijn het professionals die betrokken en professioneel willen handelen. Binnen het humanresource- en developmentbeleid van de branche en organisatie is het in 2011, met zijn financiële onzekerheden, des te meer van belang om de deskundigheid te beschrijven en in relatie te ontwikkelen met de beschreven standaard van zorg. In de dagelijkse praktijk hebben juist deze verpleegkundigen te maken met de interventies en de gevolgen voor het herstel en beperkingen van de somatische, psychische en sociale problematiek van de patiëntengroep. Hun vakbekwaamheid heeft direct invloed op de geboden kwaliteit van zorg. De deskundigheid van deze professionals moet daarom expliciet aandacht krijgen bij een landelijke standaard in zorg en deskundigheid.
Ondanks het feit dat het deskundigheidsniveau van mbo-opgeleide verpleegkundigen niet eenduidig beschreven is voor de GGZ, willen wij het als basis voor de professionele standaard meenemen in de beschrijving van de competenties. Wellicht dat bij verdere ontwikkelingen dit een goede input kan bieden. Uit onderzoek blijkt dat 80% van de GGZ-patiënten te maken krijgt met middelengebruik in enige graad van ernst. Zeker bij oudere patiënten blijkt de gecombineerde problematiek in een vroegtijdig stadium gesignaleerd te moeten worden en in multidisciplinaire aanpak benaderd.
De beginnend en ervaren mbo-verpleegkundige kan met een gekwalificeerde initiële en vervolgopleiding een bijdrage leveren aan effectieve en efficiënte zorgverlening.

Conform de uitgangspunten van het project Excellente zorg (VWS en V&VN) zijn professioneel handelen en deskundigheid belangrijke uitgangspunten om de standaard en kwaliteit van zorguitvoering blijvend te beïnvloeden.
In de voorbereiding op een onderscheid in de ontwikkeling van een profiel GGZ-verpleegkundige, opgeleid op onderwijsniveau 4, ten einde de zorg voor verslaafde psychiatrische patiënten door middel van verantwoording van de kwaliteit van handelen in een register vast te leggen, willen wij op basis van het huidige uitstroomprofiel de competenties als beginnend en ervaren verpleegkundige beschrijven (Calibris 2008). Het onderscheid tussen beginnend en ervaren verpleegkundige wordt gemaakt op basis van ervaring in de verslavingspsychiatrie en niet op basis van werkervaring van de individuele professional. Beginnend geeft de mogelijkheid om het minimale niveau van de competenties voor de mbo-GGZ-verpleegkundige vast te stellen en daarmee de toelating tot het kwaliteitsregister van de beroepsvereniging (V&VN). Ervaren is vervolgens het niveau van herregistratie in het register na vijf jaar (IntNSA 2011).

Kerncompetenties beginnend GGZ-verpleegkundige in de verslavingspsychiatrie

Hij/zij is bekwaam in:

- een professionele attitude, waarbij empathisch vermogen geïntegreerd is in handelen vanuit motiverende gespreksvoering en leefstijlbeïnvloeding;
- een vastgesteld niveau volgens richtlijnen van kennis van de verslavingspsychiatrie;
- het observeren, signaleren en rapporteren van gestandaardiseerde zorg aan de verslaafde psychiatrische patiënt in zijn systeem;
- het benoemen en ontwikkelen van zijn persoonlijke ontwikkeling als professional;
- het hebben en ontwikkelen van een visie op verslavingszorg in de maatschappelijke context teneinde hier invloed op uit te oefenen;
- het zijn van een communicatieve collega in het team en naar andere professionals teneinde de zorg voor de patiënt zo optimaal mogelijk te laten zijn.

Kerncompetenties ervaren GGZ-verpleegkundige in de verslavingspsychiatrie

Hij/zij is bekwaam in:

- het ontwikkelen van haar deskundigheid en het aantoonbaar effect laten zien in een casuïstiekbespreking van de uitoefening van zorg;
- het geven van zorg in minimaal twee soorten behandelsettings;
- het geven van zorg aan potentiële patiënten vanuit herstel met beperkingen van biopsychosociale aard;
- het overdragen van kennis aan beroepsgenoten;
- het geven van educatie aan de patiënt en zijn systeem met betrekking tot de gevolgen van het gebruik van middelen en het gezondheidseffect;
- het aantoonbaar samenwerken in een team en met derden teneinde de continuïteit van de zorg te borgen;
- het uitvoeren van de zorg voor de patiënt en zijn systeem in verschillende levensfasen en de gevolgen van de samenhang in problematiek.

De competenties worden in samenhang met het functioneren in de directe patiëntenzorg gedurende vijf jaar vastgelegd in een zogenoemd persoonlijk ontwikkeldossier in het kwaliteitsregister. De keuze van de beroepsbeoefenaar binnen het kwaliteitsregister V&VN GGZ Verpleegkunde wordt dan gemaakt voor verslavingspsychiatrische verpleegkunde voor kinderen, volwassen dan wel ouderen op het functieniveau 4 middelbaar beroepsonderwijs.
Binnen de branche gaan zich in de marktwerking organisaties onderscheiden, wanneer zij psychiatrisch verpleegkundige zorgverlening volgens het kwaliteitsregister gekwalificeerd aanbieden. In het verlengde van excellente zorg wordt het aantrekkelijk om op deze wijze als verpleegkundige in de verslavingspsychiatrie te werken.

Het kerncurriculum gedurende de bij- en nascholingsperiode van vijf jaar moet de volgende thema's bevatten:

- professionele ontwikkeling;
- professionele attitude;
- de professional als ondernemer;
- wetgeving, financiering en verantwoording;
- motiverende gespreksvoering;
- somatiek in relatie tot middelengebruik;
- farmacologie in relatie tot middelengebruik;
- middelen: werking en gebruik;
- verantwoording van zorg en evaluatie.

Vanuit het VBOC-rapport hebben wij de verschillende niveaus waarop het verpleegkundig beroep in de verslavingszorg beoefend kan worden, beschreven op basis van de competenties zoals in de CANMED beschreven. CANMED is de wijze van beschrijven van de beroepsprofielen op basis van de genoemde competentiegebieden. Het VBOC-rapport spreekt van drie niveaus van beroepsuitoefening. Uitgaand van het feit dat ongeveer 80% van de psychiatrische patiënten in enige vorm met verslavingsproblemen te maken heeft, is in deze standaard ook het uitstroomniveau van de beginnend verpleegkundige beschreven.

4.2 Standaard van zorg beginniveau: niveau 5 (hbo)

Annie is een 63-jarige vrouw en al jaren bekend in de psychiatrie. Ze is vaak opgenomen geweest op de PAAZ-afdeling van het plaatselijke ziekenhuis. Annie wordt nu doorverwezen naar het casemanagementteam.
Ze komt uit een zwak sociaal milieu (een gezin met negen kinderen waarin mishandeling veel voorkwam, drie broers en zussen zijn inmiddels overleden aan de gevolgen van overmatig alcoholgebruik) en is bekend met een fors alcohol- en drugsgebruik. Diagnose is As-II, borderliner persoonlijkheid met antisociale trekken. Annie is regelmatig psychotisch.

>>

>> Daarnaast heeft ze last van een spierziekte.
Ze veroorzaakt regelmatig overlast in haar woonbuurt en is als zodanig ook bekend bij de wijkagent. Ze woont met begeleiding vanuit het RIBW zelfstandig, haar financiën worden beheerd, ze heeft veel schulden. Vijf jaar geleden is ze gescheiden, twee kinderen kozen voor de vader. Contacten zijn slecht. Annie heeft nu een vriend die ook veel middelen gebruikt.

In deze casus is het effect van het drankgebruik op de somatische toestand en psychose een belangrijk aandachtspunt. Annie heeft veel meegemaakt, maar is in rustiger vaarwater gekomen. Ze heeft diverse hulpbronnen om haar heen. Een beginnend verpleegkundige kan hierin een belangrijke rol spelen door een hechte samenwerkingsrelatie op te bouwen en vanuit de kracht van Annie de zaak stap voor stap op te bouwen. Belangrijk hierin is dat zij op gaat houden met die periodieke alcoholinname. Daarin zal zij gecoacht moeten worden door de verpleegkundig begeleider. Een plan van aanpak met een zinvolle dagbesteding is essentieel, daarnaast psycho-educatie, medicatie ter ondersteuning van ontwenning en craving. Langetermijndoel is de gezinssituatie. De beginner moet ondersteund worden door een volleerde verpleegkundige. Voor de medicatie en effecten kan een verpleegkundig specialist of verslavingsarts geconsulteerd worden.

4.2.1 Competenties verpleegkundige beginniveau 5

De verpleegkundige zorg die geboden wordt aan de verslaafde psychiatrische patiënt is van dien aard dat de startend verpleegkundige competenties voor dit specifieke gebied op dat niveau moet kunnen aantonen. Zij kan deze competenties door middel van ervaring en aantoonbare bijscholing verworven hebben. Een startend verpleegkundige in de verslavingspsychiatrie kan dus ook vanuit niveau 4 geleid worden naar dit werkveld. Hiertoe zal een procedure voor het vaststellen van de eerder verworven competenties vastgesteld worden op basis van de hierna te beschrijven competenties. In het kwaliteitsregister GGZ wordt deze verpleegkundige als startend dan wel in opleiding geregistreerd.

Competenties in relatie tot vakinhoudelijk handelen

- De beginnend verpleegkundige in de verslavingszorg heeft de basiskennis voor het handelen vanuit somatische, psychiatrische en sociale context van een verslaafde patiënt.
- Uitgaande van de standaarden van het handelen in de verslavingszorg (richtlijnen Resultaten Scoren, multidisciplinaire richtlijnen, motiverende gesprekstechnieken enzovoort) is de beginnend verpleegkundige in staat te participeren in het verpleegkundig proces.

- De verpleegkundige heeft kennis van farmacologische, biologische en psychosociale oorzaken en gevolgen van verslaving en heeft complementaire kennis om dit binnen een verpleegplan uit te voeren.
- De verpleegkundige past zowel practice- als evidence-based kennis vanuit de verslavingsverpleegkunde toe.
- De verpleegkundige handelt vanuit ethische reflectie naar de verslaafde patiënt en zijn netwerk.
- De verpleegkundige is in staat een therapeutische relatie in het begeleidingsproces te initiëren en te onderhouden onafhankelijk van de complexiteit van de zorgsituatie.
- De verpleegkundige ondersteunt de verslaafde patiënt via GVO en psycho-educatie in het bereiken dan wel onderhouden van een gezonde levensstijl.

Competenties in relatie tot professioneel handelen

- De verpleegkundige is in staat de inhoud en vorm van de communicatie aan te passen aan de stadia van de motivatie, mogelijkheden, wensen en benodigdheden van de verslaafde patiënt en het netwerk.
- De verpleegkundige is op de hoogte van de vigerende wet- en regelgeving binnen de zorg voor de verslaafde patiënt.
- De verpleegkundige bewaakt de continuïteit van het begeleidingsproces door een adequate mondeling en/of schriftelijke overdracht binnen de instelling.
- De verpleegkundige laat in haar professioneel handelen bewezen effectieve en geïndiceerde gesprekstechnieken zien, waarbij het stellen van grenzen en motiverende gesprekstechnieken centrale uitgangspunten zijn.
- De verpleegkundige is zich bewust van overdrachts- en tegenoverdrachtsfenomenen en kan deze hanteren teneinde het begeleidingsproces zo optimaal mogelijk te laten verlopen.

Competenties in relatie tot samenwerking

- De verpleegkundige speelt binnen de afspraken een actieve rol in de ketenzorg binnen en buiten de organisatie op microniveau.
- De verpleegkundige heeft inzicht in de grenzen van de eigen deskundigheid en die van de organisatie.
- Op basis van directe of indirecte signalen in het begeleidingsproces signaleert de verpleegkundige de behoefte aan of noodzaak tot consultatie over het signaleren en de aanpak van verslavingsproblematiek.

Competenties in relatie tot de organisatie

- Aan de hand van bevindingen uit het begeleidingsproces heeft de verpleegkundige inzicht in de randvoorwaarden die nodig zijn voor de organisatie van het verpleegproces van de individuele patiënt op micro- en mesoniveau. Zij bewaakt de kwaliteit van de organisatie en signaleert knelpunten.
- De verpleegkundige heeft kennis van het beleid van de eigen instelling in relatie tot macropolitieke en financiële beleidsregels.

Competenties in relatie tot maatschappelijk handelen

- De verpleegkundige signaleert en communiceert de maatschappelijke belangen van de verslaafde patiënt.
- Aan de hand van vigerende wet- en regelgeving en de beroepscode bewaakt de verpleegkundige de kwaliteitseisen die aan het verpleegproces worden gesteld.

Competenties in relatie tot kennis en wetenschap

- De verpleegkundige draagt zorg voor een persoonlijk ontwikkelingsplan/leerplan teneinde de begeleiding te laten verlopen volgens de meest recente inzichten.
- De verpleegkundige is in staat de noodzaak en behoefte aan scholing of deskundigheidsbevordering van collegae, studenten, patiënten en andere betrokkenen te signaleren en onder leiding op te zetten.
- De verpleegkundige participeert in praktijkgestuurd onderzoek aan de hand van het vastgestelde onderzoeksprotocol.
- De verpleegkundige kent de standaard van de multidisciplinaire en verpleegkundige vakliteratuur binnen de zorg aan de verslaafde patiënt. De verpleegkundige maakt daarbij een vertaalslag naar de dagelijkse praktijk en kan hierover communiceren met alle betrokkenen.

Competenties in relatie tot professionaliteit

- De verpleegkundige biedt patiëntenzorg op integere en betrokken wijze volgens de normen van de nationale beroepscode en uitgangspunten in de verslavingszorg.
- De verpleegkundige vertoont adequaat persoonlijk en interpersoonlijk professioneel gedrag en verplicht zich om de kwaliteit hiervan te ontwikkelen en handhaven.
- De verpleegkundige kent de grenzen van haar persoonlijk handelen in relatie tot het professioneel handelen in de verslavingszorg.

4.3 Standaard van zorg vervolgniveau: post-hbo (5+)

De verpleegkundige heeft een registratie in het kwaliteitsregister verslavingverpleegkunde van V&VN. De registratie wordt vastgesteld op basis van erkende vervolgopleidingen voor het werkveld.

> Astrid is een 22-jarige vrouw met LVG-problematiek (IQ 76). Daarnaast heeft ze last van ADHD en een As-II-problematiek (borderliner persoonlijkheid). Enige tijd geleden is zij verkracht en heeft daar PTST-klachten aan overgehouden. Sinds haar 16e jaar is zij zwervend. Er is weinig informatie over haar bestaande netwerk, haar familiebanden (genetische kwetsbaarheid verslaving en psychiatrie) en haar LVG-voogd. Het enige dat men in de instelling wel weet, is dat zij veel schulden heeft.

>>

>> Zij gebruikt speed, coke, xtc en cannabis. Zij woonde tot voor kort in een beschermde woonvorm van een instelling voor mensen met een beperking en daar ontving ze ook de begeleiding. Door een agressie-incident is zij daaruit verwijderd. De instelling wil eerst dat het blowen ophoudt en wil haar daarna instellen op Ritalin. Astrid woont nu bij haar vriend die ook middelen gebruikt. Zowel een instelling voor GGZ als voor verstandelijk beperkte mensen bemoeien zich met haar, maar er gebeurt niets.

Deze casus bevat complexe problematiek: LVG en psychiatrie in combinatie met veel middelengebruik. Sociaal gezien is het nodige mis, geen fatsoenlijke huisvesting en dagvulling en een gebruikende vriend. In de zorgorganisatie is een en ander misgegaan. Een volleerde verslavingsverpleegkundige zou hierin samen met een specialist volgens een strak plan van aanpak met kortetermijn- en langetermijndoelen de zorg moeten gaan regisseren en uitvoeren. Allereerst is dagopvang van belang, een goede en snelle verslavingsanamnese en plan van aanpak rondom medicatie voor de ontwenning/craving in combinatie met ADHD-medicijnen.
Contact leggen en samen met Astrid de zaak plannen, is van grote invloed op de relatie en het succes. Van belang is dat in deze casus een forensisch verhaal dreigt te ontstaan en vanuit de gezinssituatie gezien is veel problematiek te ontdekken, in kaart te brengen en ook in de toekomst te verwachten.

4.3.1 Volleerd niveau gedifferentieerd verpleegkundige in de verslavingszorg

Sylvia is een 20-jarige zwangere vrouw met polidruggebruik (nicotine, heroïne, cocaïne, benzodiazepines en cannabis). Patiënte geeft aan sinds haar 5e levensjaar af en toe shag te roken. Sinds acht jaar gebruikt ze benzodiazepines, waarvan de dosering in de loop der jaren is opgelopen naar uiteindelijk 3 x dd 50 mg oxazepam en 3 x dd 10 mg diazepam. Cannabis gebruikt ze sinds haar 13e jaar. Patiënte nam deel aan het methadonprogramma, maar is hier uit eigen beweging mee gestopt. Ze rookt dagelijks shag en 1 joint, voor het slapengaan. Sinds drie jaar gebruikt ze heroïne en cocaïne, beide gedurende een lange periode dagelijks in zeer grote hoeveelheden (ze geeft aan dat ze de hele dag door gebruikte, maar niet weet in welke hoeveelheden). Patiënte geeft aan momenteel geen cocaïne te gebruiken. Het gebruik van benzodiazepines is ontstaan door onrust vanuit kindertijd en, evenals het gebruik van cannabis door inslaapproblemen. Het gebruik van heroïne en cocaïne is volgens patiënte ontstaan na >>

>> de geboorte van haar dochter. Ze heeft destijds een postnatale depressie gehad. De relatie met haar ex-partner liep slecht en haar ex-partner kwam vast te zitten. Ze kwam bij gebruikende vrienden van partner terecht waar gebruik van heroïne en cocaïne van kennismaken met, over is gegaan in een verslaving. Ze kreeg destijds een relatie met een dealer waardoor middelen makkelijk voorhanden waren. Middelengebruik werd mede in stand gehouden door psychische problemen ten gevolge van gedwongen prostitutie in het verleden en huidige problemen.
Patiënte geeft aan bekend te zijn met een spastische darm, met regelmatig terugkerende ernstige obstipatie en afsluiting van de darmen (bij momenten fecaal braken). Ze geeft aan als kind al erg druk te zijn geweest. Ze woont alleen, heeft sinds kort een relatie met de vermoedelijke vader van het ongeboren kind. Samen met haar ex-partner heeft ze een dochter van 3, die momenteel bij haar ouders woont. Met haar ene zus heeft ze regelmatig contact. Veel strijd heerst er over de opvoeding van haar dochter. Via internet communiceert ze veel met familie en niet-gebruikende vrienden.

Deze casus bevat complexe zorg. Met name de relatie tussen somatiek en middelengebruik dient nader uitgezocht te worden. De vrouw heeft een hoog risico op complicaties rondom de zwangerschap en geboorte en moet onmiddellijk met een KVO-protocol in zorg bij een medisch specialist komen. Vanuit de GGZ/verslavingszorg moet een strakke begeleiding opgezet worden om haar dwingend aan het plan van aanpak te houden. Daarnaast dient goed uitgezocht te worden hoe haar gezinssituatie nu is en welke relatie de problemen daarin hebben met haar verleden. Medicamenteus moet uitgezocht worden hoeveel middelen ze hoe vaak gebruikt en welke ondersteunende medicatie gebruikt kan worden met zo min mogelijk risico voor haar ongeboren kind. De volleerde verpleegkundige moet de zorg strak kunnen regisseren.

Competenties in relatie tot vakinhoudelijk handelen

- De basis van het handelen van een volleerde verslavingsverpleegkundige wordt gevormd door de complexe zorgvraag van de verslaafde patiënt te benaderen vanuit somatische, psychiatrische en sociale context.
- Uitgaande van de standaarden van het handelen in de verslavingszorg (richtlijnen Resultaten Scoren, multidisciplinaire richtlijnen, motiverende gesprekstechnieken enzovoort) verzorgt de verslavingsverpleegkundige het zorgproces voor de verslaafde patiënt en diens sociale netwerk om de zorgvraag van de patiënt zo optimaal mogelijk te beantwoorden.
- Als de standaarden niet toepasbaar zijn in de situatie dan is de verslavingsverpleegkundige in staat verantwoord af te wijken en alternatieven voor te stellen en uit te voeren.

- De verslavingsverpleegkundige voert op basis van kennis over farmacologische, biologische en psychosociale oorzaken en gevolgen van verslaving en complementaire kennis het verpleegkundig proces uit bij complexe en hoogcomplexe problematiek.
- De verslavingsverpleegkundige past diagnostische, therapeutische en evaluatieve interventies toe die zowel practice- als evidence-based zijn.
- De verslavingsverpleegkundige handelt, gebruikmakend van ethische reflectie, naar de patiënt zo verantwoord mogelijk.
- De verslavingsverpleegkundige coördineert het totale zorgproces om de transparantie van de taakverdeling binnen dit zorgproces te waarborgen voor zowel de patiënt, diens netwerk als voor participanten in het zorgproces binnen en buiten de instelling.
- De verslavingsverpleegkundige is in staat een therapeutische relatie in het begeleidingsproces te initiëren en te onderhouden onafhankelijk van de complexiteit van de zorgsituatie.
- De verslavingsverpleegkundige ondersteunt de patiënt en zijn netwerk via GVO en psycho-educatie in het bereiken dan wel onderhouden van een gezonde levensstijl bij complexe en hoogcomplexe problematiek.

Competenties in relatie tot professioneel handelen

- De verslavingsverpleegkundige is in staat de inhoud en vorm van de communicatie aan te passen aan de stadia van de motivatie, mogelijkheden, wensen en benodigdheden van de verslaafde patiënt en het netwerk.
- Op basis van richtlijnen en vigerende wetgeving informeert de verslavingsverpleegkundige de patiënt en het netwerk over de bevindingen van de indicatiestelling, multidisciplinaire behandelvoorstel en het verloop van deze begeleiding op zo'n wijze dat de patiënt weloverwogen keuzes kan maken.
- De verslavingsverpleegkundige bewaakt de continuïteit van het begeleidingsproces door een adequate mondelinge en/of schriftelijke overdracht binnen en buiten de instelling.
- De verslavingsverpleegkundige laat in haar professioneel handelen bewezen effectieve en geïndiceerde gesprekstechnieken en interventies zien, waarbij het stellen van grenzen en motiverende gesprekstechnieken centrale uitgangspunten zijn.
- De verslavingsverpleegkundige is zich bewust van overdrachts- en tegenoverdrachtsfenomenen en kan deze hanteren teneinde ongezonde situaties te doorbreken en het begeleidingsproces zo optimaal mogelijk te laten verlopen.

Competenties in relatie tot samenwerking

- De verslavingsverpleegkundige speelt als eerst verantwoordelijke zorgverlener een actieve rol in de ketenzorg binnen en buiten de organisatie op micro- en mesoniveau.
- De verslavingsverpleegkundige heeft inzicht in de grenzen van de eigen deskundigheid en die van de instelling en communiceert deze met de ketenpartners,

zodat een passende verwijzing gerealiseerd kan worden en de continuïteit van het begeleidingsproces gegarandeerd blijft.

- Op basis van directe of indirecte signalen in het begeleidingsproces signaleert de volleerde verslavingsverpleegkundige de behoefte aan of noodzaak tot consultatie over het signaleren en de aanpak van verslavingsproblematiek en voert deze uit.

Competenties in relatie tot de organisatie

- Aan de hand van bevindingen uit het begeleidingsproces heeft de volleerde verslavingsverpleegkundige inzicht in de randvoorwaarden die nodig zijn voor de organisatie van het zorgproces van de individuele patiënt op micro-, meso- en macroniveau. Zij bewaakt de kwaliteit van de organisatie, signaleert knelpunten en communiceert deze met de verantwoordelijke instanties/personen teneinde de knelpunten op te lossen.
- De verslavingsverpleegkundige heeft kennis van het beleid van de eigen instelling in relatie tot macropolitieke en financiële beleidsregels en stemt het professioneel handelen hierop af.

Competenties in relatie tot maatschappelijk handelen

- De verslavingsverpleegkundige in de rol van woordvoerder van de patiënt signaleert en communiceert de maatschappelijke belangen van de verslaafde patiënt met de daarvoor verantwoordelijke instanties.
- Aan de hand van vigerende wet- en regelgeving en de beroepscode bewaakt de verslavingsverpleegkundige de kwaliteitseisen die aan het begeleidingsproces worden gesteld, kaart afwijkende situaties aan en doet voorstellen tot verbetering.

Competenties in relatie tot kennis en wetenschap

- De volleerde verslavingsverpleegkundige draagt zorg voor de voortdurende ontwikkeling van de eigen deskundigheid aan de hand van een persoonlijk ontwikkelingsplan/leerplan teneinde de begeleiding te laten verlopen volgens de meest recente inzichten.
- De verslavingsverpleegkundige is in staat de noodzaak en behoefte aan scholing of deskundigheidsbevordering van collegae, studenten, patiënten en andere betrokkenen te bevorderen.
- De verslavingsverpleegkundige participeert in praktijkgestuurd (toegepast) wetenschappelijk onderzoek aan de hand van het vastgestelde onderzoeksprotocol.
- De verslavingsverpleegkundige houdt haar vakliteratuur, naast de specifieke voor de verslavingszorg, bij. De verslavingsverpleegkundige is daarbij in staat een vertaalslag te maken naar de dagelijkse praktijk en kan hierover communiceren met alle betrokkenen.
- De verslavingsverpleegkundige is in staat om eigen 'tacit knowledge' (praktijkervaringsgerichte kennis) en die van collegae te expliciteren en bij te stellen in het handelen.

Competenties in relatie tot professionaliteit

- De volleerde verslavingsverpleegkundige biedt patiëntenzorg op integere en betrokken wijze volgens de normen van de nationale beroepscode en uitgangspunten in de verslavingszorg.
- De verslavingsverpleegkundige vertoont adequaat persoonlijk en interpersoonlijk professioneel gedrag en verplicht zich om de kwaliteit hiervan te ontwikkelen en handhaven.
- De verslavingsverpleegkundige kent de grenzen van haar persoonlijk handelen in relatie tot het professioneel handelen.

4.4 Standaard van zorg expertniveau: verpleegkundig specialist GGZ/MANP GGZ in de verslavingszorg

Pieter is een 28-jarige man die opgenomen is op een gesloten afdeling voor schizofrene patiënten. Met name in het weekeinde gebruikt hij veel alcohol en speed. Soms bijna grenzeloos en dat gaat met veel agressie gepaard. Heeft een lange carrière in de psychiatrie, het leven is niet leuk voor hem. Hij krijgt antipsychotica, vitamine b, multivitamines en benzodiazepinen. Zijn pleegouders spelen een belangrijke rol in zijn verstrekking van drugs. Hij voelt zich mislukt. Pieter woont vanaf zijn 6e jaar bij hen en hij gebruikt vanaf zijn 12e jaar middelen.
Het ouderlijke gezin waar hij weg is gehaald, heeft een onbekende vader en een moeder van ongeveer 55 jaar met psychiatrische problematiek. Er zijn vier kinderen waaronder Pieter. Hij heeft een broer waarmee hij nog contact heeft. Het vermoeden bestaat dat hij zich prostitueert bij mannen om aan geld te komen. Dit is een groot taboe. Hij heeft een aantal gebruikende vrienden (ook buiten de stad), hij heeft een eigen netwerk gecreëerd dat aan zijn middelengebruik is gerelateerd. Periodes van niet-gebruik waarin hij inactief wordt, wisselende stemmingen heeft, weinig naar buiten gaat en veel in bed ligt, worden afgewisseld met terugval in middelen (zelfzorg en activiteiten nemen dan wel erg af). Zijn overmatig speedgebruik maakt dat hij uitgeput raakt en dat zijn leven ontregelt raakt. Pieter zegt dat hij eenzaam is, wil dit niet en wil iets van zijn leven maken, heeft angst om te falen. Zit in de overpeinzingfase, ziet wel verbanden tussen zijn middelengebruik en zijn klachten, vraagt en geeft aan informatie te willen.

Een casus met hoogcomplexe zorgvragen. De verpleegkundig specialist zou in haar rol als behandelaar stap voor stap met hem moeten onderzoeken hoe de middelen zijn leven beïnvloeden en of hij zelf gemotiveerd genoeg is om te gaan ontgiften in een tempo dat hij zelf mede bepaalt. De specialist zou ook moeten gaan onderzoeken of Pieter meer contact met het gezin van herkomst

>>

>> zou moeten en kunnen leggen. Zijn pleegouders zullen altijd voor hem aanwezig blijven, maar de vraag is of hij met hen veiligheid en geborgenheid ervaart. De enige langerdurende contacten die hij lijkt te hebben die gezond zijn, zijn de verpleegkundigen van de afdeling, daar durft hij zich tot nu toe zeer voorzichtig te binden. Pieter wil wel stoppen, maar lijkt innerlijk steeds weer te worden verleid.

Verpleegkundigen die specialist op masterniveau willen worden, hebben een hbo-v-opleiding genoten en volgen een minimaal tweejarig vervolgtraject voor specialist aan een hogeschool met een praktijklerentraject daarnaast. Een tweejarige MANP-opleiding met als uitstroom/specialisme de GGZ-patiënt of de driejarige GGZVS-opleiding leiden beide op tot verpleegkundig specialist en geven studenten van beide opleidingen het recht tot het voeren van de titel verpleegkundig specialist verslavingszorg. In de reguliere gezondheidszorg worden de NP'ers veelal ingezet in de medische diagnostiek en behandeling. In de GGG/verslavingszorg is de meerwaarde van de NP'er/GGZVS'er echter breder in te zetten. Naast een rol in de medische diagnostiek en behandeling is deze verpleegkundig specialist inzetbaar als behandelaar naast psycholoog, psychiater en (verslavings)arts met name in de zorg voor chronisch verslaafde patiënten. Dit is een wezenlijk verschil met de pa'er (physician assistant), deze professional is alleen inzetbaar in de niet-complexe medische zorg en hoeft geen verpleegkundige achtergrond te hebben.
In het register wordt een verpleegkundige met deze opleiding geregistreerd als verpleegkundig specialist GGZ. In het uitstroomprofiel van de opleiding is beschreven en vastgelegd in samenwerking met de beroepsvereniging sectie verslavingszorg, op welke wijze opgeleid is voor de categorie patiëntenzorg op basis van de beschreven competenties.
In de zorg voor verslaafde patiënten heeft de verpleegkundig specialist een meerwaarde op het gebied van medische diagnostiek en behandeling vanuit een verpleegkundige invalshoek. In de verslavingszorg is dat onder andere te zien in de specifieke zorg voor ghb-verslaafde patiënten die gaan detoxificeren. Het is ook te zien in de taken en zorg rondom de ambulante detoxificatie van met name alcoholverslaafde patiënten en in de verpleegkundige spreekuren die georganiseerd worden voor de chronisch verslaafde patiënten. Maar ook in de bemoeizorgtrajecten en het op locatie inzetten van medisch-psychiatrische diagnostiek en de benodigde crisiszorg en in de specifieke klinische en ambulante zorg voor verslaafde patiënten die daarnaast ernstige psychiatrische problemen hebben.

Ron is een 35-jarige man met chronische schizofrenie die is opgenomen op een gesloten klinische afdeling van een GGZ-instelling. Hij gebruikt alcohol, speed, coke, heroïne, softdrugs en illegale benzo's. Ron heeft ook een fors >>

>> A-II-probleem: vermijdende persoonlijkheid die vindt dat hem onrecht wordt aangedaan. Hij lijkt te gebruiken om vrienden te kunnen maken. Heeft last van een bedreigende dealer en durft geen aangifte te doen. Er ligt een contactstoornis als onderliggende reden voor zijn verblijf en verslaving staat op de voorgrond. Zijn ouders overvragen hem en geven hem ook cannabis. Een broer waarmee hij een vriendschappelijke verhouding heeft, spreekt hij regelmatig. Hij heeft veelal gebruikende vrienden. Onduidelijk is tot nu toe welke afkickgeschiedenis deze man heeft. En hoe gebruik of afbouw van middelen effect heeft op zijn aspergerprobleem.

De zeer complexe problematiek kenmerkt zich door een onvoltooide diagnostische fase, wel is duidelijk dat zijn psychiatrische problematiek verergert door het hoge middelengebruik. Een verpleegkundig specialist moet vanuit haar behandelaarsrol een vertrouwensband met Ron proberen te verkrijgen door veel presentiebenaderingen te hanteren. Als Ron dat toestaat, is een verdiepende verslavingsanamnese vanuit zijn beleving van belang. Bekend moet worden wanneer hij wat gebruikt en welke effecten dit gebruik heeft op zijn vermijdende persoonlijkheid. Gekeken moet gaan worden of hij gebruik kan en mag gaan maken van medicatie tegen ontwenning en craving. Laagdrempelige psycho-educatie om hem meer kennis te laten krijgen van middelen en hun effect is belangrijk.
Daarnaast moet de verpleegkundig specialist onderzoeken of en hoe het systeem een andere rol zou kunnen gaan spelen.

4.4.1 Expertniveau verpleegkundig specialist in de verslavingsproblematiek

Competenties in relatie tot vakinhoudelijk handelen

- De verpleegkundig specialist past binnen de verslavingszorg op de desbetreffende zorg- en deelgebieden het diagnostisch, therapeutisch en preventief arsenaal waar mogelijk evidence-based toe. Hierbij maakt zij gebruik van een combinatie van verslavingsverpleegkundige en verslavingsmedische technieken. Daarnaast kan zij zelfstandig voorbehouden handelingen indiceren en uitvoeren bij verslaafde patiënten.
- Vanuit de zorgvraag van de verslaafde patiënt integreert de verpleegkundig specialist kortdurende en langerdurende zorgtrajecten met als doel de bevordering van de continuïteit en kwaliteit van de verslavingsverpleegkundige zorg en de verslavingsmedische behandeling, het vermogen tot zelfmanagement van de patiënt en de kwaliteit van leven.
- De verpleegkundig specialist monitort binnen de triage en indicatiestelling en de zorgtrajecten de door de verslavingsarts/psychiater voorgeschreven farmacotherapie van de verslaafde patiënt en stelt deze bij binnen de wettelijke kaders en de instellingsprotocollen.

- De verpleegkundig specialist heeft binnen de wettelijke kaders een zelfstandige rol in het vaststellen en uitvoeren van somatische, psychiatrische medische diagnostiek en behandeling bij verslavingsproblemen.
- De verpleegkundig specialist is in staat om binnen een zorgtraject van een verslaafde patient de integratie tot stand te brengen tussen cure en care, zij vervult een belangrijke brugfunctie.

Competenties in relatie tot professioneel handelen

- De verpleegkundig specialist in de verslavingszorg bouwt een samenwerkingsrelatie op met de patiënt, die gericht is op verpleegkundige zorg en de verslavingsmedische behandeling.
- De verpleegkundig specialist draagt zorg voor het afstemmen van de communicatie en de belangen van het netwerk van de verslaafde patiënt teneinde de continuïteit van de behandeling in te zetten en te bevorderen.
- De verpleegkundig specialist is in staat om een goede communicatie tot stand te brengen met het netwerk van patiënten, met de patient zelf vanuit de context van de patient en met belangrijke anderen die van belang zijn in het zorgtraject.

Competenties in relatie tot samenwerking

- De verpleegkundig specialist in de verslavingzorg brengt een overlegstructuur aan en overlegt met andere betrokkenen, zodat de patiënt en zijn netwerk kunnen profiteren van de optimale deskundigheid van het gehele team en is in staat om proactief zorg te verlenen aan de patiënt en zijn netwerk op aanvraag van externe instellingen.
- De verpleegkundig specialist geeft proactief intercollegiale consulten binnen en buiten de eigen instelling en handelt hierbij vanuit de verslaafde patiënt en zijn netwerk.

Competenties in relatie tot de organisatie

- De verpleegkundig specialist (her)ontwerpt het zorgproces op basis van een zorgvraag van een verslaafde patiënt en zijn netwerk om een blijvende verbetering te realiseren, vertaalt in indicatoren zoals kosten, continuïteit, kwaliteit, service en snelheid. Zij integreert binnen dit proces interne en externe beleidsregels.
- De verpleegkundig specialist is op de hoogte van de mogelijkheden van toepassingen van informatie- en communicatietechnologieën van optimale organisatie van het zorgproces.
- De verpleegkundig specialist is in staat om een balans aan te brengen in het eigen werk tussen wetenschappelijk onderzoek/innovatie, onderwijs en patiëntenzorg.

Competenties in relatie tot maatschappelijk handelen

- De verpleegkundig specialist signaleert factoren die verslaafde patiënten of specifieke groepen patiënten bedreigen, doet beleidsvoorstellen op het gebied van preventie en voert deze uit.

- De verpleegkundig specialist concretiseert de kwaliteitseisen uit wet- regelgeving en integreert deze in het behandel-/zorgproces.
- De verpleegkundig specialist beïnvloedt op basis van de uitkomsten van dit proces de geldende wet- en regelgeving.

Competenties in relatie tot kennis en wetenschap

- De verpleegkundig specialist beschikt over actuele deskundigheid en heeft een kritisch vermogen dat tot uitdrukking komt bij de beoordeling van nieuwe kennis en bevordert de ontwikkeling en verdieping van de verpleegkundige verslavingskennis door middel van onderzoek en innovatieprojecten.
- De verpleegkundig specialist vervult een voortrekkersrol in de bevordering van de deskundigheid van studenten, collegae, patiënten en andere betrokkenen.

Competenties in relatie tot professionaliteit

- De verpleegkundig specialist vervult een voortrekkersrol in de brugfunctie tussen het verpleegkundig en medisch domein, zodat voor de verslaafde patiënt de meest optimale zorg centraal blijft staan.
- De verpleegkundig specialist neemt haar professionele autonome rol in in het verantwoord blijven uitoefenen van het verpleegkundig beroep. Zij kent de grenzen van de eigen competenties en handelt van daaruit op een ethische verantwoorde wijze en is hierop aanspreekbaar.
- De verpleegkundig specialist ontwerpt criteria voor de kwaliteit van zorg en ontwikkelt de medisch verpleegkundige zorgverlening voor de patiënt.
- De verpleegkundig specialist integreert ethische principes en normen in alle voor de patiënt relevante zorggebieden.

5 Algemene standaarden voor curricula vervolgopleidingen

Binnen de verpleegkundige opleidingen worden de komende jaren doelgroepen patiënten, met de voor hen specifieke aandachtspunten in de zorgverlening, gebruikt om uitstroomprofielen te ontwikkelen. Dit om de expertise van de beginnende hulpverlener te verhogen. Voor zowel de mbo- als hbo-varianten geldt dat voor: kind en jeugd, volwassenen en ouderen. In de curricula moet voor iedere specifieke doelgroep gerelateerd aan verslavingsproblemen, aandacht voor de volgende onderwerpen zijn.

Tabel 5.1

Doelgroep	*Onderwerpen*
Volwassenen	• Niet-aangeboren hersenafwijkingen • Psychiatrische problemen • Werk/wonen/vrije tijd • Relatieproblematiek • Somatische gevolgen
Kind en jeugd	• Pedagogiek/opvoedingsondersteuning • Leervermogen/cognitieve gevolgen • Psychiatrische problematiek • Ontwikkelingsmogelijkheden • Middelen en middelengebruik
Ouderen	• Levensfaseproblematiek • Leeftijdsgebonden somatiek/veranderend metabolisme • Sociale problematiek: verlies van werk en familie/vrienden (sociale netwerk)

De roc-variant, de post-hbo GGZ Verpleegkunde en de opleiding tot verpleegkundig specialist GGZ zijn duaal opgezet: werken en studeren worden gecombineerd. De koppeling tussen theorie en praktijk staat centraal. Deze koppeling komt, behalve in de vorm van de opleiding, ook in het curriculum tot uitdrukking doordat studenten theoretische opdrachten in de praktijk uitvoeren. Studenten combineren op deze wijze theoretische kennis, ervaringskennis en persoonlijke kennis.
De theorie wordt generalistisch aangeboden: de student specialiseert zich in het taakprofiel ouderen, volwassenen en/of kinderen/jeugd aan de hand van het praktijkleren in de verslavingszorg. Binnen het gekozen taakprofiel verdiept de student zich in een specifieke patiëntencategorie en daarnaast in specifieke zorgsoorten (acuut of chronisch enzovoort).

5.1 Inhoud curriculum post-hbo GGZ Verpleegkunde

Deze post-hbo-opleiding is een minimaal 14 maanden (maximaal 18) durende vervolgopleiding aan een hogeschool of academie verpleegkunde. (De verhouding theorieleren en praktijkleren is 600-1100 studiebelastingsuren; 60-90 ECT's.) Het leidt op tot volleerde verslavingsverpleegkundige. De student heeft een minimale aanstelling van 24 uur, waarvan 8 uur per week besteed wordt aan het onderwijs op een hogeschool. Per week wordt daarnaast 8 uur aan het leren in de praktijk besteed in de vorm van het maken van diverse beroepsproducten. De opleiding is opgebouwd uit twee fasen: fase 1 is geconcentreerd op de complexe verpleegkundige zorg en fase 2 op de hoogcomplexe verpleegkundige zorg aan de patient met GGZ-problematiek. Centraal in het curriculum staat de integratie tussen psychiatrische, somatische en verslavingsproblematiek. Het is van belang dat de student ten minste de laatste zeven maanden van de opleiding stages loopt om de caseload verantwoordelijkheid te leren dragen. De volleerde verslavingsverpleegkundige studeert af door een casestudy te beschrijven waarin verslavingsproblematiek centraal staat. Het betreft hier een enkelvoudige casestudy waarin de excellente zorg tot uitdrukking wordt gebracht door middel van een beschreven innovatie en een plan van aanpak voor de implementatie daarvan. Kritische reflectie op het eigen handelen en op de structuur van de gegeven zorg worden uitgewerkt. De werkbegeleider heeft een verpleegkundige vervolgopleiding genoten (post-hbo-GGZ, SPV en/of ANP) en werkt als volleerde verpleegkundige of als verpleegkundig specialist in de dagelijkse praktijk in de verslavingszorg (of in een dubbelediagnosesetting) en is als zodanig ingeschreven in het BIG-register.

5.2 Inhoud curriculum verpleegkundig specialist GGZ

De opleiding leidt in minimaal 24 maanden op tot een verpleegkundig specialist en is op masterniveau. De opleiding wordt via een hogeschool georganiseerd en kan zowel de MANP- als de GGZ-VS-route volgen (120 ECT's NP of 180 ECT's GGZVS). In de dagelijkse praktijk krijgt de GGZVS'er i.o./ANP-i.o. een arts/psychiater als leermeester

toegewezen. Dit is een verslavingsarts of verslavingspsychiater die minstens twee jaar werkervaring in de verslavingszorg heeft (als arts bij voorkeur de master of addiction afgerond of daarvoor studerend). In het laatste leerjaar krijgt de ANP-i.o. ook een verpleegkundig leermeester toegewezen, die met name voor de meesterproef en voor de verpleegkundige vertaalslag in de instelling zorgdraagt. Deze begeleider heeft een ANP-opleiding genoten en minstens twee jaar werkervaring in de verslavingszorg (volleerd verpleegkundig specialist) of de studie verplegingswetenschap afgerond. Leermeester en student samen dragen zorg voor de connectie tussen verslavingsproblematiek in relatie tot somatiek en psychiatrie vanuit een ketenzorggedachtegoed. De specialist i.o. heeft een dienstverband van minstens 32 uur per week. De stages zullen met name voor het somatische leerdeel buiten de verslavingszorg plaats moeten vinden bij huisartsen en internisten. Aanvullende stages kunnen dan gelopen worden bij klinisch-psychologen (GZ-psycholoog) en neuropsychiaters.
De verpleegkundig specialist studeert af door een meesterproef behandelverantwoordelijkheid af te leggen waarin wordt bewezen dat de student voldoende competenties heeft ontwikkeld om als behandelaar verantwoordelijkheid te dragen. Daarnaast wordt een meesterproef wetenschap afgelegd, dit is een praktijkgestuurd onderzoek resulterend in een casestudy waarin patiëntenzorg wordt beschreven met een kritische reflectie op practice-based en evidence-based interventies waarbij het accent ligt op vernieuwende interventies vanuit een multidisciplinair verband. In deze beide eindproducten moet te zien zijn dat de student in staat is excellente zorg te verlenen aan een verslaafde patient (meesterproef behandelverantwoordelijkheid) op basis van practice- en evidence-based kennis en kunde.

6 Noodzakelijke ontwikkelingen voor de toekomst

Om de expertise van de verslavingsverpleegkunde te kunnen waarborgen in de toekomst is een aantal randvoorwaarden noodzakelijk. Binnen de vraagstukken waar de GGZ de komende jaren voor komt te staan en de steeds kwetsbaar wordende positie van de behandeling van de patiënt zullen de volgende hierna te bespreken thema's van belang worden.
De standaarden van competenties en het kerncurriculum vormen de basis om vanuit de verpleegkundige professie een bijdrage te blijven leveren aan een gekwalificeerd aanbod voor de verslaafde patient.

6.1 Onderzoekslijnen en afstemming

Allereerst is het belangrijk dat de verpleegkundige professie zich laat gelden op het gebied van innovatie en wetenschappelijk onderzoek. De verslavingsproblematiek en de groei hiervan in de nabije toekomst vraagt om goed geoutilleerde professionals die op het gebied van preventie, care en cure adequate interventies toepassen. De verpleegkundige doet dit alles vanuit haar rol als woordvoerder voor de patient. Wetenschappelijk onderzoek zou zich binnen dit kader moeten afspelen. Rehabilitatie, herstel, empowerment, patiëntenparticipatie en ontwikkeling van zelfhulp zijn belangrijke thema's.
Ook de aard en omvang van de problematiek gekoppeld aan de aan de verslavingsstoornis gerelateerde ziektebeelden middels epidemiologisch onderzoek is een belangrijk thema, gerelateerd aan doelgroepen zoals de jeugd en verstandelijk beperkte patiënten. Preventieve strategieën zijn hierin belangrijke onderzoeksonderwerpen.
In dit kader is een samenwerking onontbeerlijk met onderzoeksinstituten zoals het IVO te Rotterdam, het AIAR te Amsterdam, het lectoraat GGZ-VS, het lectoraat verslaving en het NISPA te Nijmegen die alle hbo of universitaire verslavingsgerelateerde

wetenschappelijke onderzoekslijnen beheren. Het verdient aanbeveling om in gezamenlijkheid onderzoekslijnen te ontwikkelen en uit te voeren. Ook internationale samenwerking met de IntNSA, ANA en de DANA is voor de verpleegkundige verslavingsexpertise van groot belang hierin. Praktijkgestuurd onderzoek is hierin een belangrijke eerste invalshoek, met zowel kwantitatieve als kwalitatieve onderzoeksontwerpen.

6.2 Markgericht ondernemen en professioneel handelen in de verslavingspsychiatrie

De resultaten van het professioneel handelen van psychiaters, psychologen en verpleegkundigen en agogen worden zo goed mogelijk in de toekomstige organisatie gemonitord (GGZNederland 2008). Resultaten van de interventies in de zorg leveren inzage in de stabiliteit van de situatie afhankelijk van de mogelijkheden en beperkingen van de verslaafde psychiatrische patiënt. Effectmeting van de behandeling is in het verpleegkundig domein gericht op de leefstijl van de dagelijkse 24-uurs-levensactiviteiten van de patiënt ongeacht de behandelsetting (ambulant dan wel klinisch) van waaruit op dat moment de zorg ingestoken wordt.

De activiteiten en interventies van de verpleegkundigen in de behandeling zijn gericht op normalisatie en wonen in een wijk. De behandelsetting en het klimaat op dat moment zijn gericht op het zo normaal mogelijk leven met een aantal beperkingen ten gevolge van de psychiatrische ziekte.

De gezichtspunten in de marktgerichte omgeving die de overheid en samenleving aan de professional in de toekomst stelt, zijn dus in kern samen te vatten in verantwoorden van effecten van (be)handelen en normalisatie van de behandelsetting van de patiënt. Dit zijn opgaven voor het professioneel handelen die in de verpleegkundige opleidingen en vervolgscholing nog niet vanaf de kerncompetenties zijn meegenomen. Binnen het humanresourcebeleid van een organisatie wordt het voor de toekomst de uitdaging om in het developmentprogramma mee te nemen. Een samenwerking in het opleiden tussen diverse opleidingsinstituten om iedere medewerker, ongeacht het opleidingsniveau, op te leiden in het werken in de toekomst. Het nieuwe werken wordt vaak omschreven als het werken op een andere werkplek. Het nieuwe werken in de gezondheidszorg is gericht op professionals die zich tijdens het (be)handelen bewust zijn van het levensproces van de patiënt met zijn mogelijkheden en beperkingen ten gevolge van een psychiatrische ziekte.

De medewerkers met de verschillende opleidingsniveaus werken samen in een proces om dit zo normaal mogelijk, gericht voor de patiënt, te laten verlopen. Het leven in een zo normaal mogelijke setting met weliswaar verschillende stadia van behandeling in verschillende settings, is de context van iedere professional.

Dit vereist een personeelsbeleid waarbij medewerkers vanaf het begin van hun loopbaan in de geestelijke gezondheidszorg een startkwalificatie transparant aan kunnen tonen. Het vervolg van het professioneel leren wordt vanuit personeelsbeleid gemonitord. Opleiden en leren na de startkwalificatie vereist monitoring vanuit de visie dat de professional leren in de dagelijkse praktijk transparant en meetbaar toepast.

Vanuit deze visie stellen wij voor dat het opleidingshuis en functiehuis voor de GGZ-verpleegkundigen en verpleegkundig specialisten GGZ werkzaam in de behandeling van patiënten met dubbelediagnoseproblematiek, verbonden wordt met het kwaliteitsregister. Nieuw leren houdt dan concreet in dat de verpleegkundigen vanuit de standaard van zorg hun leren vormgeven. Aantoonbaar blijven zij bekwaam in de ontwikkelingen die volgens een standaard van zorg worden aangeboden.

6.3 Bundeling krachten

Organisatie van een genootschap binnen de V&VN

De verpleegkundig specialisten in de verslavingszorg hebben sinds kort een genootschap opgericht met als doel om landelijk af te stemmen en in eenduidigheid binnen de verslavingszorg op te trekken.
In de nabije toekomst is het voor de verpleegkundige professie in het algemeen en voor de verslavingsverpleegkunde in het bijzonder, belangrijk dat het Genootschap Verslavingsverpleegkunde de ingeslagen weg behoudt en verder ontwikkelt.

Samenwerking met internationale beroepsorganisaties

Om het wetenschappelijk onderzoek in de verslavingsverpleegkunde uit te kunnen breiden is onderzoek over de grenzen van de landen noodzakelijk. Samen met de IntNSA, de ANSA en de DANA willen de leden van het genootschap in samenwerking met instituten zoals het Instituut VerslavingsOnderzoek Rotterdam (IVO), het Nijmeegse Institute for Scientist Practitioners in Addiction Care (NISPA) en het Amsterdam Institute Addiction Research (AIAR) verplegingswetenschappelijk onderzoek naar verslavingsproblemen en naar verpleegkundige interventies bij verslavingsproblematiek verder uitbreiden in ons land.
Daarnaast is het van belang dat verplegingswetenschappers en verpleegkundig specialisten in de verslavingszorg een grotere rol gaan spelen in lopend wetenschappelijk onderzoek. Verpleegkundige zorg moet een groter thema gaan worden in lopende onderzoeken en in toekomstige onderzoeksprojecten om zo de kwaliteit van leven en van het herstel van leven in de breedste zin des woords te kunnen waarborgen.

Samenwerking met branche en CONO

De verslavingsverpleegkunde staat niet op zichzelf, de behandeling, begeleiding en zorg voor verslaafde patiënten staat nooit los, maar moet vanuit een multidisciplinaire aanpak ingezet worden. Deze gezamenlijke aanpak geeft al aan dat er goed moet worden samengewerkt, niet alleen op microniveau maar ook op meso- en macroniveau met GGZ Nederland, de branche-organisatie, met het COOV en met het CONO.

Gekwalificeerd onderwijsmateriaal

In bijna alle post-hbo- en masteropleidingen ontbreekt het nu nog aan goed onderwijsmateriaal waarin de verslavingsverpleegkunde ten volle uit beschreven staat. Hiervan

kan nu nog onvoldoende gebruik worden gemaakt binnen de diverse opleidingen. Vanuit de verslavingszorg zou daarom in samenwerking en in afstemming met de diverse hogescholen bestaande expertise gebruikt moeten worden om materiaal te ontwikkelen. Gedacht moet dan worden aan kritische situaties die goed aangeven waar precies welk niveau van expertise gewenst is en hoe deze expertise eruitziet op welke wijze deze ingezet moet worden en met welk gewenst resultaat.
Verpleegkundigen die het verslavingsuitstroomprofiel als expertiseveld willen verwerven, zullen een leersituatie in de praktijk moeten krijgen. Dat vereist stages, leerwerkplaatsen in de verslavingszorg en GGZ-/DD-afdelingen. Maar ook stages bij medisch specialisten elders in de gezondheidszorg. En van daaruit een samenwerking tussen praktijkinstellingen en hogescholen.

Kwaliteitsbeleid en visitatie van opleidingen

De standaard van zorg vormt de basis van het curriculum voor zowel het leren in de praktijk als voor de theorie. De input voor de bewaking van de kwaliteit van opleiden kan vanuit de scholen komen, maar ook plaatsvinden via visitaties in de praktijkinstellingen, geïnitieerd door de instellingen. Het kwaliteitsbeleid van de opleiding voor het uitoefenen van de verschillende functieniveaus kan in de toekomst vanuit de kamer GGZ Verpleegkunde geïnitieerd en vormgegeven worden.
In nauwe samenwerking met de verschillende stakeholders, zoals de patiëntenorganisaties, inspectie en werkgevers kan het te volgen toetsingskader voor een taakprofielopleiding bepaald worden. Er zijn verschillende werkvelden waarin voor de specifieke doelgroep een taakopleiding gevolgd kan worden. Te denken valt hierbij aan de taakprofielen voor kind en jeugd, volwassenen en ouderen (CONO 2009). Een opleiding binnen een taakprofiel valt in het zogenoemde middensegment van het verpleegkundig beroeps- en opleidingscontinuüm (VBOC 2007).
Kwaliteitsbeleid voor het uitoefenen van het beroep en differentiaties in functies binnen een taakprofiel moet geborgd zijn bij de beroepsgroep zelf. Een opleiding voor een taakprofiel kent twee elementen: theorie en praktijk. De richting van de beroepsgroep kan er als volgt uitzien: het initiatief nemen om de praktijkleerplekken van de verschillende vervolgopleidingen te visiteren op basis van eisen voor de kwaliteit van een leerwerkplek en daarmee de kwaliteit te bewaken.
Binnen de GGZ is er geen platform van de stakeholders teneinde taakprofielopleidingen een landelijke civiele erkenning te geven. Binnen de beroepsvereniging, en daarmee de afdelingen betreffende de GGZ Verpleegkunde, is er bijvoorbeeld een register voor SPV-verpleegkundigen. Binnen dit kader kunnen de taakprofielopleidingen erkend worden. Binnen het kwaliteitsregister V&VN kan vanuit de standaarden voor verpleegkundige zorgverlening benoemd worden welke onderwijsactiviteiten leiden tot het geregistreerd blijven voor de verslavingszorg. Voor de verpleegkundig specialist GGZ bestaat de visitatie reeds.

Geraadpleegde literatuur

ANSA (1997), *Substance Use Guidance on Good Clinical Practice for Special Nurses*. ANSA, London. (www.ansauk.org).

Benner, P. (2006), *Van beginner naar expert. Excellentie en invloed in de verpleegkundige praktijk*. Elsevier Gezondheidszorg, Maarssen.

Brink, W. van de, V. Hendriks, P. Blanken, M.W.J. Koeter, B.J. van Zwieten & J.M. van Ree (2003), 'Medical prescription of heroin to treatment resistant heroin addicts: two randomised controlled trials'. In: *BMJ* 327, 310-316.

CBO (2011), *Multidisciplinaire richtlijn Tabaksverslaving*. Van Zuiden Communicatie, Alphen aan den Rijn. www.stivoro.nl en www.cbo.nl.

CCBH (2003), *Over Blijvende Zorg. Een voorstel voor de invoering van een duurzame, kwalitatief verantwoorde, medische behandeling met heroïne*. CCBH, Utrecht.

Calibris (2008), *Waarom een COMPETENTIEGERICHTE kwalificatiestructuur?* Calibris, Utrecht/Zeist.

CanMeds2000 (2000), *Skills for the New Millennium*. Royal College of Physicians and Surgeons, Ottawa.

Clancy, C., A. Oyefeso & H. Ghodse (2006), 'Role development and career stages in addictions nursing: an exploratory study'. In: *Journal of Advanced Nursing* 10, 161-171.

CONO (2007), *Taakdifferentiatie profielen*. CONO, Utrecht.

DANA (2012), *Drug and Alcohol Nurses of Australasia Specialist Nursing Standards and Competencies*. DANA, Sydney. (www.danaonline.org).

DeFuentes-Merillas, L. & C.A.J. de Jong (2004), *Community Reinforcement Approach Plus Vouchers: Behandeling van Cocaïne Afhankelijkheid*. Novadic-Kentron, Sint-Oedenrode.

Franken, I., & W. van den Brink (2009), *Handboek Verslaving*. De Tijdstroom, Utrecht

GGZNederland (2011), *ROM Verslavingszorg. Adviesdocument*. GGZNederland, Amersfoort.

International Nurses Society on Addictions (IntNSA) (2006), *The Core Curriculum of Addiction Nursing, second edition*. IntNSA, Raleigh.

Kerssemakers, R., R. van Meerten, E. Noorlander & H. Vervaeke (2008), *Drugs en Alcohol: Gebruik, Misbruik en Verslaving*. Bohn Stafleu van Loghum, Houten.

Lely, N. van der, M. de Visser & J. Ligterink (2011), *Onze kinderen en Alcohol*. Nieuw Amsterdam Uitgevers, Amsterdam.

Meijers, R.J. & W.R. Miller (2001), *A Community Reinforcement Approach to Addiction Treatment*. University Press, Cambridge UK.

Miller, W.R. & S. Rollnick (2005), *Motiverende gespreksvoering. Een methode om mensen voor te bereiden op verandering*. Theologische uitgeverij Ekklesia, Gorinchem.

Naegle, M.A. & C.E. D'Avanzo (2001), *Addictions and Substance Abuse. Strategies for Advanced Practice Nursing*. Prentice Hall Health, New Jersey.

Rassool, G.H. & M. Gafoor (1997), *Addiction Nursing. Perspectives on professional and clinical practice*. Nelson Thornes Ltd, Cheltenham.

Rassool, G.H. (2006), *Dual Diagnosis Nursing*. Blackwell Publishing/Addiction Press, Oxford.

Rodenburg, G., A. Vogelzang, D. Rijkse, M. de Hoog & B. Boon (2006), *Bekwaamheidsontwikkeling over verslaving in hoger onderwijs: Resultaten van een landelijk onderzoek op HBO instellingen en universiteiten*. GGZ-Nederland/IVO, Amersfoort/Rotterdam.
Roemer, J. (2007), 'De betekenis van 'resilience' voor de begeleiding van verslaafden'. In: *Verslaving* 3, 3, 38-49.
Rollnick, S. & W.R. Miller (1995), 'What is motivational interviewing?' In: *Behavioural and Cognitive Psychotherapy* 23, 325-334.
Roozen, H.G. (2006), 'De Community Reinforcement Approach: operante leerprincipes, sociale-systeem, en gedragsfarmacologie'. In: *Verslaving* 2, 3-18.
Rutten, R., C. Loth & A. Hulshoff (2009), *Verslaving. Handboek voor zorg, begeleiding en preventie.* Elsevier Gezondheidszorg, Maarsen.
Sande, Y. van der & L. Neijmeijer (2011), *Modelbeschrijving (F)ACT Verslavingspsychiatrie*. Trimbos-instituut, Utrecht.
Seligman, M.E.P., T.A. Steen, N. Park, C. Peterson (2005), 'Positive Psychology Progress. Emperical Validation of Interventions'. In: *American Psychologist, 60*/5, 410-421.
Sitvast, J. (2006), 'Narratieve *verpleegkunde*'. In: *TVZ/Tijdschrift voor Verpleegkunde* 7-8, 44-48.

Ter verdere verdieping

Allen, K., D. Snow & L. Jack (2004), *Scope and standards of addictions nursing practice*. ANA, New York.
Baart, A. (2001), *Een theory van de presentie*. Lemma, Utrecht.
Baart, A. & M. Grypdonck (2008), *Verpleegkunde en presentie. Een zoektocht in dialoog naar de betekenis van presentie voor verpleegkundige zorg*. Lemma, Utrecht.
Jong, A.J.C. de (2006), *Chronisch verslaafd: de therapeut, de patiënt en de ziekte*. Inaugurele rede door prof. dr. Cor A.J. de Jong. Radboud Universiteit, Nijmegen.
Krabben, A., T. Pieters & S. Snelders (2008), *Chemie van verslaving. Over genen, hersenstofjes en sociale zwakte*. Prelum Uitgevers, Houten.
Stel, J. van der (2006), *Co-morbiditeit. Verslaving plus een psychische stoornis*. ZonMw/NWO, Den Haag (www.zonmw.nl/verslaving).
Stel, J. van der (2007), *Wat elke professional over verslaving moet weten. Canon Verslaving*. Bohn Stafleu van Loghum, Houten.
VBOC (2007), *Functiedifferentiatie in en vervolonderwijs voor het basisberoep van verpleegkundige in de GGZ*. VBOC, Utrecht.
Wiers, R. (2007), *Slaaf van het onderbewuste. Over emotie, bewustzijn en verslaving*. Uitgeverij Bert Bakker, Amsterdam.

Websites

www.cbog.nl
www.venvn.nl
www.conoggz.nl
www.boumanggz.nl
www.intnsa.org
www.ivo.nl
www.nispa.nl
www.aiar.nl
www.ansa.org

Reed Business

Bedankt voor uw aankoop!

Dit boek is een uitgave van Reed Business. Een van de grootste aanbieders van vakinformatie voor de zorg in Nederland en Vlaanderen. Met onze (e-)boeken, tijdschriften, evenementen, databanken en websites bedienen wij vrijwel de gehele zorgsector. Deze producten zijn bestemd voor: medici, verpleegkundigen, verzorgenden, paramedici, managers in de zorg, en professionals in de kinderopvang. Reed Business geniet grote bekendheid met merken als: Nursing, Zorgvisie, de reeks Medische Beeldvorming en de Coëlho.

Onze redacties en auteurs hebben een goede naam binnen het eigen vakgebied en zijn bedreven in het overdragen van hun kennis aan de beroepsgroep. De uitgeverij besteedt vervolgens de grootste zorg aan het beschikbaar stellen van deze kennis in een vorm die aansluit bij uw informatiebehoefte.

Om deze aansluiting te optimaliseren zijn wij benieuwd naar uw mening. Wij stellen het op prijs als u uw aankoop wilt beoordelen via het webformulier: **www.elseviergezondheidszorg.nl/boekbeoordeling**. Hier vindt u ook ruimte voor vragen of opmerkingen.

Bij voorbaat hartelijk dank voor de medewerking

Het team van Reed Business
www.elseviergezondheidszorg.nl

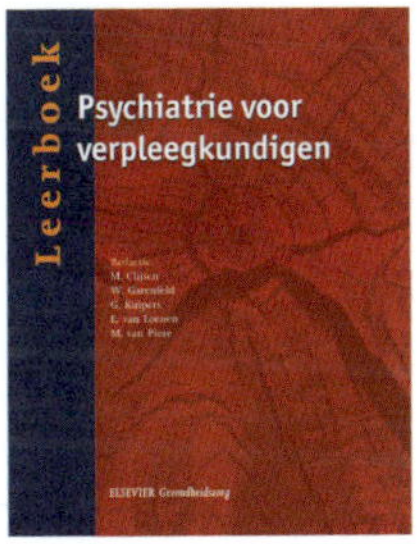

Leerboek psychiatrie voor verpleegkundigen

Auteurs: Clijsen, M., Garenfeld, W., Kuipers, G., Loenen, E. van, Piere, M. van (red.)

ISBN: 9789035228603
1e druk 2008
Pagina's: 672
Prijs: € 99,50

Deze uitgave helpt bij de verpleegkundige diagnostiek, mogelijke interventies en de bejegening van mensen met psychiatrische problemen. Er wordt een overzicht gegeven van diverse psychiatrische stoornissen en er is aandacht voor ouderen-, kinder- en jeugdpsychiatrie, verslavingsproblematiek en het gezondheidsrecht.
Bestemd voor: Studenten verpleegkunde (psychiatrie), verpleegkundigen, SPV'ers.

Standaardverpleegplannen voor de geestelijke gezondheidszorg

Auteur: Vossen, M.

ISBN: 9789035229877
2e druk 2008
Pagina's: 208
Prijs: € 58,95

Deze gepubliceerde standaarden helpen bij het opstellen van verpleegplannen. Het gebruik van een eenduidig begrippenkader draagt verder bij tot een goede communicatie binnen het verpleegkundig team en met andere disciplines. Bij de tweede druk zijn enkele maatschappelijk relevante thema's aan de standaarden toegevoegd.
Bestemd voor: (Psychiatrisch) verpleegkundigen, beleidsmakers.

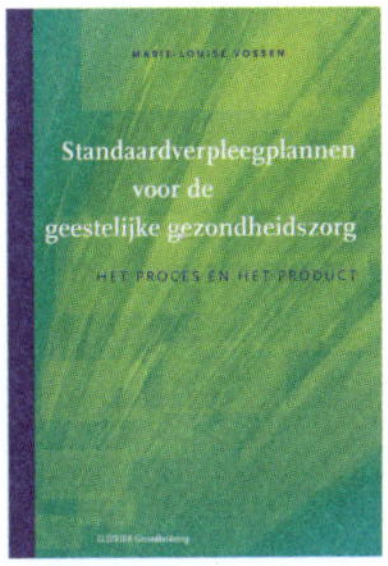

Doelgericht begeleiden in de psychiatrie

Auteurs: Gaag, M. van der, Plas, J. van der

ISBN: 9789035228450
4e druk 2006
Pagina's: 140
Prijs: € 33,95

Doelgericht begeleiden in de psychiatrie is gebaseerd op twee belangrijke principes: ten eerste het stellen van positieve en concrete doelen en ten tweede het vergroten van de autonomie van de patiënt. Dankzij de heldere opzet is deze publicatie een onmisbare handleiding voor verpleegkundigen.
Bestemd voor: (Psychiatrie)verpleegkundigen.

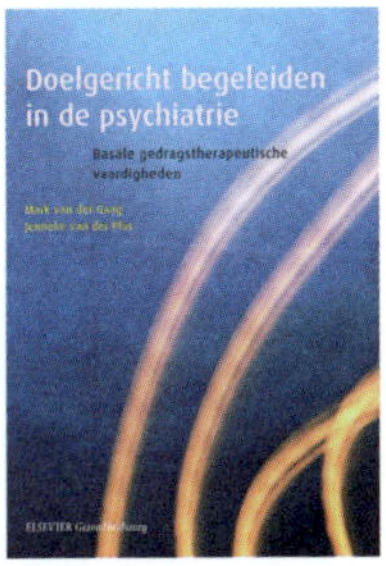

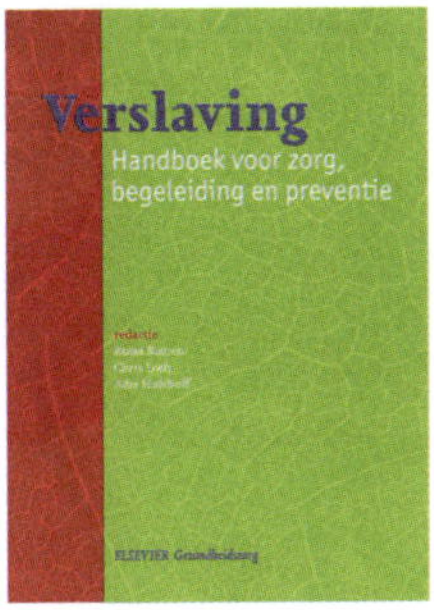

Verslaving: handboek voor zorg, begeleiding en preventie

Auteurs: Rutten, R., Loth, C., Hulshoff, A. (red.)

ISBN: 9789035230712
E-book ISBN: 9789035231313
Prijs e-book: € 64,85
1e druk 2009
Pagina's: 346
Prijs: € 79,95

Zowel de zorg aan verslaafden als de preventie en behandeling van verslaving staan centraal in dit boek. Specialisten bieden recente inzichten in verslavings-, leer- en ontwikkelmechanismen, in erfelijkheid en in neurobiologie en geven de samenhangen hiertussen aan.
Bestemd voor: Verpleegkundigen, sociaal werkenden, vaktherapeuten, studenten op HBO- en post-HBO-niveau.